Yoga sur chaise pour débutants

Poses et pratiques douces pour les débutants pour améliorer la flexibilité, la force et la relaxation

Janet Forger

Vous trouverez ci-dessous une copie numérique bonus modifiée du « Yoga sur chaise pour seniors ». Scannez pour obtenir votre copie

Table des matières

Exercices d'échauffement

- Étirements doux du cou
- Roulements d'épaules et relâchements
- Étirements des poignets et des mains

Poses de yoga assis

- Pose de montagne assise
- Pliage vers l'avant assis
- Torsion assise
- Étirement chat-vache assis

Debout Poses utilisant la chaise comme support

- Pose de l'arbre assistée par une chaise
- Posture du guerrier assisté par chaise
- Pose triangulaire assistée par une chaise

Exercices de renforcement
- Tutoriel sur les squats sur chaise
- Tutoriel sur les extensions de pieds de chaise
- Tutoriel de renforcement des bras avec des bandes de résistance

Poses d'équilibre
- Tutoriel d'équilibre sur une jambe
- Tutoriel sur les levées de genoux assis

Détente et méditation
- Techniques de relaxation assise
- Méditation guidée de yoga sur chaise

Intégrer le yoga sur chaise dans la vie quotidienne
- Yoga sur chaise au travail

Introduction au yoga sur chaise

Comprendre le yoga sur chaise

Le yoga sur chaise est une forme modifiée de yoga qui adapte les poses et les techniques de yoga traditionnelles pour être accessible aux personnes pouvant avoir des difficultés de mobilité, d'équilibre ou de flexibilité. Contrairement au yoga traditionnel qui se pratique sur un tapis, le yoga sur chaise est pratiqué en position assise sur une chaise ou en utilisant une chaise comme support, ce qui le rend adapté aux personnes de tout âge et de tout niveau de forme physique, y compris les personnes âgées et celles ayant des limitations physiques ou des blessures.

Dans le yoga sur chaise, les pratiquants sont guidés à travers une série d'étirements doux, de poses de yoga modifiées, d'exercices de respiration et de techniques de relaxation. Ces mouvements sont conçus pour favoriser la flexibilité, améliorer l'amplitude des mouvements, renforcer les muscles, augmenter la circulation et améliorer le bien-être général. En intégrant le support d'une chaise, les individus peuvent effectuer en toute sécurité et confortablement des poses de yoga qui autrement pourraient être difficiles ou inaccessibles.

Avantages du yoga sur chaise

1. Flexibilité améliorée : le yoga sur chaise aide à augmenter la mobilité et la flexibilité des articulations en étirant doucement les muscles et les tissus du corps.

2. Force améliorée : La pratique comprend des exercices de renforcement qui ciblent divers groupes musculaires, contribuant ainsi à améliorer la force et la stabilité globales.

3. Meilleur équilibre et posture : les poses de yoga sur chaise se concentrent sur l'alignement et l'équilibre, aidant à améliorer la posture et à prévenir les chutes.

4. Réduction du stress : Les techniques de respiration et les exercices de relaxation favorisent la relaxation, réduisent le stress et calment l'esprit.

5. Augmentation de l'énergie et de la vitalité : la pratique régulière du yoga sur chaise peut aider à augmenter les niveaux d'énergie, à favoriser un meilleur sommeil et à améliorer la vitalité globale.

6. Accessibilité : Le yoga sur chaise peut être facilement modifié pour s'adapter aux personnes ayant des limitations physiques, des maladies chroniques ou des handicaps, le rendant ainsi inclusif et accessible à tous.

Les cours de yoga sur chaise sont souvent proposés dans les centres communautaires, les centres pour personnes âgées, les lieux de travail, les hôpitaux et les studios de yoga. De plus, il existe de nombreuses ressources, vidéos et livres en ligne permettant aux individus de pratiquer le yoga sur chaise dans le confort de leur foyer.

Que vous cherchiez à améliorer votre santé physique, à gérer votre stress ou simplement à profiter des bienfaits du yoga de manière douce et accessible, le yoga sur chaise offre une pratique pratique et efficace pour améliorer votre bien-être général.

Qui peut bénéficier du yoga sur chaise

Le yoga sur chaise est une pratique polyvalente qui offre des avantages à un large éventail de personnes au-delà des débutants. Voici quelques groupes qui peuvent bénéficier du yoga sur chaise :

1. Seniors : Le yoga sur chaise offre aux seniors un moyen sûr et doux de rester actifs, d'améliorer leur flexibilité et de maintenir leur mobilité. Il peut aider à soulager la raideur des articulations, à réduire le risque de chute et à favoriser un meilleur équilibre et une meilleure coordination.

2. Personnes à mobilité réduite : le yoga sur chaise propose une approche modifiée des poses de yoga traditionnelles, le

rendant accessible aux personnes ayant des problèmes de mobilité, des handicaps ou des maladies chroniques telles que l'arthrite ou la sclérose en plaques. Il permet aux individus de participer au yoga sans avoir besoin de se lever et de descendre du sol.

3. Employés de bureau : les personnes confinées à leur bureau qui passent de longues heures assises devant un ordinateur peuvent bénéficier du yoga sur chaise pour contrecarrer les effets négatifs d'une position assise prolongée. Le yoga sur chaise peut aider à soulager les tensions dans le cou, les épaules et le dos, à améliorer la posture et à réduire le stress et la fatigue.

4. Femmes enceintes : Les femmes enceintes peuvent pratiquer le yoga sur

chaise en toute sécurité pour maintenir leur force, leur flexibilité et leur relaxation tout au long de la grossesse. Les poses de yoga sur chaise peuvent être modifiées pour s'adapter aux besoins changeants et aux limites de la grossesse, soulageant ainsi l'inconfort et favorisant un sentiment de bien-être.

5. Individus en réadaptation : le yoga sur chaise est souvent utilisé dans le cadre de programmes de réadaptation pour faciliter la récupération après des blessures, des interventions chirurgicales ou des maladies. Il peut aider à reconstruire la force, à améliorer l'amplitude des mouvements et à favoriser la guérison tout en minimisant le risque de tension ou de blessure.

6. Soignants : Les soignants qui peuvent ressentir des tensions physiques et émotionnelles en prenant soin des autres peuvent bénéficier du yoga sur chaise comme forme de soins personnels. Il offre un moyen pratique de réduire le stress, de rétablir l'équilibre et de favoriser son propre bien-être dans le cadre de ses responsabilités de soignant.

7. Personnes occupées : Pour ceux qui ont des horaires chargés ou peu de temps pour faire de l'exercice, le yoga sur chaise offre un moyen pratique et rapide d'intégrer l'activité physique et la réduction du stress dans leur routine quotidienne. Il peut être pratiqué n'importe où, n'importe quand, avec un minimum d'espace et d'équipement requis.

8. Ceux qui gèrent des maladies chroniques : Les personnes aux prises avec des douleurs chroniques, du stress, de l'anxiété ou d'autres problèmes de santé peuvent trouver soulagement et soutien grâce au yoga sur chaise. Les mouvements doux, les exercices de respiration et les techniques de relaxation peuvent aider à soulager les symptômes, à améliorer les capacités d'adaptation et à améliorer la qualité de vie globale.

Dans l'ensemble, le yoga sur chaise est une pratique polyvalente qui peut être adaptée pour répondre aux besoins de diverses populations, la rendant accessible et bénéfique pour les personnes de tous horizons. Que vous cherchiez à améliorer votre forme physique, à gérer le stress ou à améliorer votre bien-être général, le yoga sur chaise offre une approche douce et

efficace de la santé et du bien-être
holistiques.

Débuter avec le yoga sur chaise

Trouver la bonne chaise

Trouver la bonne chaise pour le yoga sur chaise est essentiel pour garantir confort, stabilité et sécurité pendant votre pratique. Voici quelques secrets et éléments à prendre en compte lors de la sélection d'une chaise pour le yoga sur chaise :

1. Stabilité : Choisissez une chaise robuste et stable, dont les quatre pieds sont fermement ancrés au sol. Évitez les chaises qui vacillent ou qui ont des roulettes, car elles pourraient compromettre votre équilibre pendant les poses de yoga.

2. Hauteur du siège : Optez pour une chaise avec une hauteur d'assise qui permet à vos pieds de reposer à plat sur le sol et à vos genoux d'être à un angle de 90

degrés lorsque vous êtes assis. Cela favorise un bon alignement et un bon soutien de votre corps pendant les poses de yoga.

3. Profondeur du siège : Recherchez une chaise avec une profondeur d'assise qui offre suffisamment d'espace pour que vous puissiez vous asseoir confortablement sans vous sentir à l'étroit ou restreint. Évitez les chaises avec des sièges trop profonds, car elles pourraient vous affaler ou vous fatiguer le bas du dos.

4. Soutien du dos : Choisissez une chaise avec un soutien du dos adéquat pour maintenir un bon alignement de la colonne vertébrale pendant les poses assises. Recherchez des chaises avec dossier droit ou support lombaire réglable si nécessaire.

5. Accoudoirs : Déterminez si vous préférez une chaise avec ou sans accoudoirs en fonction de vos besoins personnels en matière de confort et de mobilité. Les accoudoirs peuvent fournir un soutien et une stabilité supplémentaires lors de certaines poses, mais peuvent également limiter votre amplitude de mouvement dans d'autres.

6. Matériau : Choisissez une chaise fabriquée à partir de matériaux durables et faciles à nettoyer, comme le bois, le métal ou le plastique robuste. Évitez les chaises avec des coussins ou des tissus d'ameublement qui pourraient s'user ou se salir avec le temps.

7. Portabilité : Si vous envisagez d'emporter votre pratique de yoga sur chaise en déplacement, choisissez une

chaise légère et portable, facile à transporter. Recherchez des chaises qui se plient ou s'empilent de manière compacte pour un rangement et un voyage pratiques.

8. Préférences personnelles : En fin de compte, la meilleure chaise pour le yoga sur chaise est celle qui est confortable et qui soutient votre corps. Prenez le temps de tester différentes chaises et de prendre en compte des facteurs tels que le rembourrage, la hauteur des accoudoirs et la sensation générale pour trouver la solution idéale pour votre cabinet.

En prêtant attention à ces secrets et considérations, vous pouvez trouver la bonne chaise qui améliore votre confort et votre plaisir pendant la pratique du yoga sur chaise, vous permettant de profiter

pleinement des avantages de cette forme
d'exercice douce et accessible.

Créer un espace sécurisé

Créer un espace sûr à la maison pour la pratique du yoga sur chaise est essentiel pour prévenir les blessures et garantir une expérience confortable et efficace. Voici comment procéder :

1. Choisissez une zone dégagée : Sélectionnez une zone calme et sans encombrement dans votre maison où vous disposez de suffisamment d'espace pour vous déplacer confortablement sans obstacles. Débarrassez la zone des meubles, tapis ou autres objets qui pourraient gêner vos mouvements pendant la pratique du yoga sur chaise.

2. Utilisez une chaise stable : Comme mentionné précédemment, choisissez une chaise solide et stable dont les quatre pieds

sont fermement ancrés au sol. Placez la chaise sur une surface plane, loin des murs ou d'autres meubles, pour permettre une liberté de mouvement complète.

3. Vérifiez l'éclairage et la ventilation : assurez-vous que la pièce est bien éclairée avec de la lumière naturelle ou artificielle pour vous aider à voir clairement votre environnement et à éviter les risques de trébuchement. De plus, assurez-vous que la pièce est suffisamment ventilée pour maintenir une température confortable et un flux d'air frais pendant votre pratique.

4. Surface antidérapante : si vous pratiquez sur un sol dur, pensez à utiliser un tapis de yoga antidérapant ou à placer un tapis antidérapant ou un tapis adhérent sous votre chaise pour l'empêcher de glisser pendant le mouvement. Cela ajoute

de la stabilité et réduit le risque de glissades ou de chutes.

5. Ajustez l'environnement : effectuez tous les ajustements nécessaires à votre environnement pour s'adapter à votre pratique. Par exemple, vous devrez peut-être déplacer des meubles ou ajuster la hauteur des étagères ou des décorations pour vous assurer de disposer de suffisamment d'espace et d'espace pour vos mouvements.

6. Échauffez-vous correctement : Avant de commencer votre pratique du yoga sur chaise, prenez quelques minutes pour échauffer votre corps avec des mouvements et des étirements doux. Cela aide à préparer vos muscles et vos articulations à une activité plus intense et réduit le risque de tension ou de blessure.

7. Écoutez votre corps : Faites attention aux signaux et aux limites de votre corps pendant la pratique du yoga sur chaise. Évitez de vous pousser dans des positions inconfortables ou douloureuses et modifiez les poses si nécessaire en fonction de vos besoins et capacités individuels.

8. Restez hydraté : gardez une bouteille d'eau à proximité et restez hydraté tout au long de votre pratique, surtout si vous pratiquez dans un environnement chaud ou humide. L'hydratation est essentielle pour maintenir les niveaux d'énergie et prévenir les problèmes liés à la déshydratation.

En prenant ces mesures pour créer un environnement sûr et favorable à la pratique du yoga sur chaise à la maison, vous pouvez minimiser le risque de blessures et profiter d'une expérience enrichissante et bénéfique qui favorise la santé, la relaxation et le bien-être.

Équipement et vêtements appropriés

Pour pratiquer le yoga sur chaise à la maison, vous n'avez pas besoin de beaucoup d'équipement, mais quelques éléments peuvent améliorer votre confort et votre plaisir. De plus, porter des vêtements appropriés peut rendre votre pratique plus confortable et permettre une liberté de mouvement. Voici ce dont vous aurez besoin :

Équipement nécessaire

1. Chaise robuste : Choisissez une chaise stable sans roulettes, de préférence avec un dossier droit et des accoudoirs. Assurez-vous que la chaise est à la bonne hauteur pour que vous puissiez placer confortablement vos pieds à plat sur le sol avec vos genoux à un angle de 90 degrés.

2. Tapis de yoga ou tapis adhérent : Si vous pratiquez sur un sol dur, utilisez un tapis de yoga ou placez un tapis adhérent sous votre chaise pour éviter de glisser et ajouter un rembourrage.

3. Bouteille d'eau : Gardez une bouteille d'eau à proximité pour rester hydraté tout au long de votre pratique.

Équipement optionnel (selon les préférences)

1. Blocs de yoga : Ceux-ci peuvent être utilisés pour un soutien supplémentaire ou pour modifier les poses si nécessaire.

2. Sangle de yoga : utile pour étendre votre portée et améliorer votre flexibilité, en particulier pour les personnes à mobilité réduite.

3. Couverture ou serviette : à utiliser pour un rembourrage ou un soutien supplémentaire sous les genoux ou d'autres zones sensibles.

4. Traversin ou coussin : offre un confort et un soutien supplémentaires pendant les poses de relaxation ou la méditation assise.

Vêtements

Portez des vêtements confortables et respirants qui permettent une liberté de mouvement. Voici quelques conseils:

1. Tissus extensibles qui évacuent l'humidité : Choisissez des vêtements fabriqués à partir de matériaux comme le coton ou des mélanges synthétiques évacuant l'humidité qui permettent à votre peau de respirer et de bouger librement.

2. Ajustés mais non restrictifs : Optez pour des vêtements bien ajustés et qui vous permettent de voir l'alignement de votre corps sans être trop serrés ou restrictifs.

3. Couches : habillez-vous avec des couches que vous pouvez facilement retirer ou ajouter selon vos besoins pour vous adapter aux changements de température pendant votre pratique.

4. Évitez les accessoires qui pendent : retirez les bijoux, les ceintures ou les accessoires qui pourraient gêner ou causer une gêne pendant le mouvement.

5. Chaussures confortables : Si pratiquer pieds nus n'est pas confortable pour vous, vous pouvez porter des chaussettes avec des poignées ou des chaussures de sport légères avec un bon soutien et une bonne traction.

En rassemblant ces articles essentiels et facultatifs et en portant des vêtements appropriés, vous pouvez créer un environnement confortable et favorable pour votre pratique de yoga sur chaise à la maison, vous permettant de vous concentrer pleinement sur la relaxation, le mouvement et la pleine conscience.

Techniques de respiration

Importance de la respiration dans le yoga

La respiration est considérée comme le fondement de la pratique du yoga, servant de pont fondamental entre le corps, l'esprit et l'esprit. Dans la philosophie du yoga, la respiration est appelée «**prana**", ce qui se traduit par**force vitale ou énergie vitale**. Comprendre et exploiter le pouvoir de la respiration fait partie intégrante de l'expérience de tous les bienfaits de la pratique du yoga.

La respiration est étroitement liée au système nerveux autonome, qui régule les fonctions corporelles involontaires telles que la fréquence cardiaque, la digestion et la réponse au stress. En contrôlant consciemment leur respiration, les praticiens peuvent influencer l'état de leur système nerveux, passant de la réponse sympathique (combat ou fuite) à l'état parasympathique (repos et digestion). Cela permet une relaxation profonde, une réduction du stress et un bien-être général amélioré.

Dans le yoga asana (postures physiques), la respiration sert de guide, coordonnant le mouvement avec les inspirations et les expirations. En synchronisant la respiration et le mouvement, les praticiens cultivent la pleine conscience, la présence et la conscience à chaque instant. Cette respiration consciente améliore non seulement l'efficacité de la pratique physique, mais facilite également une connexion plus profonde entre le corps et l'esprit.

De plus, la respiration sert d'outil d'autorégulation et d'équilibre émotionnel. Grâce à des pratiques telles que le pranayama (techniques de contrôle de la respiration), les individus peuvent moduler le rythme, la profondeur et la qualité de leur respiration pour cultiver des effets spécifiques sur l'esprit et le corps. Par exemple, la respiration diaphragmatique profonde peut induire relaxation et calme, tandis que les techniques de respiration rapide peuvent générer de la chaleur et de la revigoration.

Au-delà des bienfaits physiques et mentaux, la respiration est également considérée comme une voie vers l'éveil spirituel et la réalisation de soi dans la philosophie du yoga. En dirigeant la conscience vers l'intérieur et en s'adaptant aux subtilités de la respiration, les praticiens peuvent accéder à des états de conscience plus profonds, à la paix intérieure et à une vision spirituelle.

Essentiellement, l'importance de la respiration dans le yoga réside dans sa capacité à unifier et à harmoniser les différents aspects de l'expérience humaine – physique, mental, émotionnel et spirituel. Grâce à des pratiques de respiration consciente, les praticiens peuvent cultiver l'équilibre, la vitalité et le bien-être holistique, sur et en dehors du tapis.

Exercices de respiration simples de yoga sur chaise

1. Respiration abdominale profonde (respiration diaphragmatique)

Didacticiel

- Asseyez-vous confortablement sur la chaise, les pieds à plat sur le sol et les mains posées sur les cuisses.

- Inspirez profondément par le nez en remplissant le ventre d'air et en le dilatant comme un ballon.

- Expirez lentement et complètement par la bouche en ramenant le nombril vers la colonne vertébrale pour évacuer tout l'air.

- Répétez l'opération pendant plusieurs cycles respiratoires, en vous concentrant sur la sensation de la respiration qui entre et sort du corps.

Avantages pour la santé :

- Calme le système nerveux et réduit le stress.

- Améliore la capacité pulmonaire et la fonction respiratoire.

- Améliore l'oxygénation du sang et favorise la relaxation.

2. Respiration égale (Sama Vritti Pranayama)

Didacticiel:

- Asseyez-vous confortablement sur la chaise, les pieds à plat sur le sol et les mains posées sur les cuisses.

- Inspirez lentement et profondément par le nez en comptant jusqu'à quatre.

- Expirez lentement et complètement par le nez en comptant jusqu'à quatre.

- Continuez ce modèle d'inspiration et d'expiration égal pendant plusieurs cycles respiratoires, en maintenant un rythme doux et régulier.

Avantages pour la santé :

- Équilibre le système nerveux et calme l'esprit.

- Augmente la concentration, la concentration et la clarté mentale.

- Favorise la relaxation et la réduction du stress.

3. Respiration narine alternative (Nadi Shodhana Pranayama)

Didacticiel:

- Asseyez-vous confortablement sur la chaise, les pieds à plat sur le sol et les mains posées sur les cuisses.

- Utilisez le pouce droit pour fermer la narine droite et inspirez profondément par la narine gauche.

- Fermez la narine gauche avec l'annulaire droit, et expirez par la narine droite.

- Inspirez par la narine droite, puis fermez-la et expirez par la narine gauche.

- Continuez ce schéma alterné en inspirant et en expirant par chaque narine pendant plusieurs cycles respiratoires.

Avantages pour la santé :

- Équilibre les hémisphères gauche et droit du cerveau.
- Libère les canaux énergétiques et favorise un sentiment d'équilibre et d'harmonie.
- Réduit l'anxiété, le stress et la fatigue mentale.

4. Respiration en trois parties (Dirga Pranayama)

Didacticiel:

- Asseyez-vous confortablement sur la chaise, les pieds à plat sur le sol et les mains posées sur les cuisses.

- Inspirez profondément par le nez en remplissant le bas du ventre, puis la cage thoracique et enfin la poitrine.

- Expirez lentement et complètement par le nez en relâchant le souffle par la poitrine, puis par la cage thoracique et enfin par le bas du ventre.

- Répétez l'opération pendant plusieurs cycles respiratoires, en vous concentrant sur l'expansion et la contraction séquentielles des trois parties du torse.

Avantages pour la santé :

- Favorise une relaxation profonde et un soulagement du stress.

- Augmente l'oxygénation du sang et améliore la fonction respiratoire.

- Améliore la conscience de la respiration et cultive la pleine conscience.

5. Respiration rafraîchissante (Sitali Pranayama)

Didacticiel:

- Asseyez-vous confortablement sur la chaise, les pieds à plat sur le sol et les mains posées sur les cuisses.

- Courbez les côtés de la langue pour former un tube, ou si vous ne parvenez pas à courber la langue, pincez légèrement les lèvres.

- Inspirez profondément par la bouche, en aspirant l'air frais sur la langue ou par les lèvres pincées.

- Expirez lentement et complètement par le nez.

- Continuez cette inspiration par la bouche et expirez par le nez pendant plusieurs cycles respiratoires.

Avantages pour la santé :

- Rafraîchit le corps et apaise le système nerveux.

- Réduit la chaleur et l'inflammation dans le corps.

- Calme l'esprit et favorise la relaxation.

6. Souffle d'abeille (Bhramari Pranayama)

Didacticiel:

- Asseyez-vous confortablement sur la chaise, les pieds à plat sur le sol et les mains posées sur les cuisses.

- Fermez les yeux et inspirez profondément par le nez.

- Expirez lentement et profondément par le nez en émettant un bourdonnement semblable à celui d'une abeille.

- Ressentez les vibrations du son qui résonnent dans la tête et la poitrine.

- Répétez l'opération pendant plusieurs cycles respiratoires, en vous concentrant sur l'effet apaisant et calmant des vibrations sonores.

Avantages pour la santé :

- Soulage les tensions, l'anxiété et l'insomnie.

- Calme l'esprit et induit un état de relaxation profonde.

- Améliore la concentration, la mémoire et la clarté mentale.

7. Respiration expiratoire prolongée

Didacticiel:

- Asseyez-vous confortablement sur la chaise, les pieds à plat sur le sol et les mains posées sur les cuisses.

- Inspirez profondément par le nez en comptant jusqu'à trois ou quatre.

- Expirez lentement et complètement par le nez en comptant plus longtemps jusqu'à six ou huit.

- Concentrez-vous sur l'allongement de l'expiration et laissez la respiration s'évacuer complètement du corps.

- Répétez l'opération pendant plusieurs cycles respiratoires, en maintenant un rythme doux et régulier.

Avantages pour la santé :

- Active le système nerveux parasympathique et favorise la relaxation.

- Libère les tensions et le stress du corps et de l'esprit.

- Régule la fréquence cardiaque et la tension artérielle.

8. Respiration abdominale (respiration abdominale)

Didacticiel:

- Asseyez-vous confortablement sur la chaise, les pieds à plat sur le sol et les mains posées sur le ventre.

- Inspirez profondément par le nez en dilatant le ventre comme un ballon.

- Expirez lentement et complètement par le nez en ramenant le nombril vers la colonne vertébrale pour relâcher le souffle.

- Ressentez la montée et la descente de l'abdomen à chaque cycle respiratoire.

- Répétez pendant plusieurs cycles respiratoires, en vous concentrant sur le mouvement de la respiration dans le ventre.

Avantages pour la santé :

- Stimule la réponse de relaxation et réduit le stress.

- Masse les organes internes et facilite la digestion.

- Améliore la fonction respiratoire et la capacité pulmonaire.

9. Respiration comptée

Didacticiel:

- Asseyez-vous confortablement sur la chaise, les pieds à plat sur le sol et les mains posées sur les cuisses.

- Inspirez profondément par le nez en comptant jusqu'à quatre ou six.

- Retenez votre souffle pendant une brève pause en haut de l'inspiration.

- Expirez lentement et complètement par le nez en comptant autant que vous inspirez.

- Faites une brève pause au bas de l'expiration avant de commencer le cycle respiratoire suivant.

- Répétez l'opération pendant plusieurs cycles respiratoires, en maintenant un rythme régulier et contrôlé.

Avantages pour la santé :

- Augmente la concentration, la concentration et la pleine conscience.

- Calme l'esprit et réduit le bavardage mental.

- Améliore la conscience de la respiration et favorise la relaxation.

10. Respiration yogique complète (Purna Pranayama)

Didacticiel:

- Asseyez-vous confortablement sur la chaise, les pieds à plat sur le sol et les mains posées sur les cuisses.

- Commencez par inspirer profondément par le nez, en remplissant le bas du ventre, puis la cage thoracique et enfin la poitrine.

- Expirez lentement et complètement par le nez en relâchant le souffle par la poitrine, puis par la cage thoracique et enfin par le bas du ventre.

- Faites une brève pause au bas de l'expiration avant de commencer le cycle respiratoire suivant.

- Répétez l'opération pendant plusieurs cycles respiratoires, en vous concentrant sur le flux régulier et continu de la respiration.

Avantages pour la santé:
- Favorise la relaxation et le soulagement du stress.
- Augmente l'oxygénation du sang et améliore la fonction respiratoire.
- Équilibre le système nerveux et améliore le bien-être général.

Pratiquez régulièrement ces 10 exercices de respiration simples de yoga sur chaise pour découvrir leurs profonds bienfaits en matière de relaxation, de réduction du stress et de bien-être général. Comme toujours, écoutez votre corps et modifiez les exercices si nécessaire en fonction de vos besoins et capacités individuels.

Exercices d'échauffement

Étirements doux du cou

1. Étirement du côté du cou

Didacticiel:

- Asseyez-vous confortablement sur la chaise, les pieds à plat sur le sol et les mains posées sur les cuisses.

- Inspirez profondément et allongez la colonne vertébrale.

- Expirez et inclinez doucement la tête d'un côté en ramenant l'oreille vers l'épaule.

- Maintenez l'étirement pendant 15 à 30 secondes en respirant profondément.

- Inspirez pour revenir au centre, puis répétez de l'autre côté.

Avantages pour la santé :

- Soulage les tensions au niveau du cou et des épaules.

- Étire les muscles du côté du cou (élévateurs des omoplates, scalènes).

- Améliore la flexibilité et l'amplitude des mouvements du cou.

2. Pliage du cou vers l'avant

Didacticiel:

- Asseyez-vous confortablement sur la chaise, les pieds à plat sur le sol et les mains posées sur les cuisses.

- Inspirez profondément et allongez la colonne vertébrale.

- Expirez et abaissez lentement le menton vers la poitrine en gardant les épaules détendues.

- Maintenez l'étirement pendant 15 à 30 secondes en respirant profondément.

- Inspirez pour ramener la tête en position neutre.

Avantages pour la santé :

- Étire la nuque (trapèze supérieur, muscles sous-occipitaux).

- Libère les tensions dans la nuque et le haut du dos.

- Améliore la posture et réduit la posture
de la tête vers l'avant.

3. Étirement de la rotation du cou

Didacticiel:

- Asseyez-vous confortablement sur la chaise, les pieds à plat sur le sol et les mains posées sur les cuisses.

- Inspirez profondément et allongez la colonne vertébrale.

- Expirez et tournez lentement la tête d'un côté en regardant par-dessus l'épaule.

- Maintenez l'étirement pendant 15 à 30 secondes en respirant profondément.

- Inspirez pour revenir au centre, puis répétez de l'autre côté.

Avantages pour la santé :

- Augmente la mobilité et l'amplitude des mouvements du cou.

- Soulage la raideur et la tension des muscles du cou.

- Améliore la circulation vers le cou et la tête.

4. Étirement des oreilles aux épaules

Didacticiel:
- Asseyez-vous confortablement sur la chaise, les pieds à plat sur le sol et les mains posées sur les cuisses.
- Inspirez profondément et allongez la colonne vertébrale.
- Expirez et inclinez doucement la tête d'un côté en ramenant l'oreille vers l'épaule.
- Maintenez l'étirement pendant 15 à 30 secondes en respirant profondément.
- Inspirez pour revenir au centre, puis répétez de l'autre côté.

Avantages pour la santé :

- Étire les muscles du côté du cou et du trapèze supérieur.

- Soulage les tensions et les tiraillements au niveau du cou et des épaules.

- Améliore la flexibilité et la mobilité du cou.

5. Étirement du menton

Didacticiel:

- Asseyez-vous confortablement sur la chaise, les pieds à plat sur le sol et les mains posées sur les cuisses.

- Inspirez profondément et allongez la colonne vertébrale.

- Expirez et tirez doucement le menton vers la poitrine en allongeant la nuque.

- Maintenez l'étirement pendant 15 à 30 secondes en respirant profondément.

- Inspirez pour revenir en position neutre.

Avantages pour la santé :

- Étire les muscles de la nuque (muscles sous-occipitaux).

- Améliore la posture et réduit la posture de la tête vers l'avant.

- Soulage les tensions et les tiraillements dans le cou et le haut du dos.

6. Demi-cercles de cou

Didacticiel:

- Asseyez-vous confortablement sur la chaise, les pieds à plat sur le sol et les mains posées sur les cuisses.

- Inspirez profondément et allongez la colonne vertébrale.

- Expirez et abaissez doucement le menton vers la poitrine, puis roulez lentement la tête sur le côté en ramenant l'oreille vers l'épaule.

- Continuez le mouvement en faisant rouler la tête vers le centre puis de l'autre côté.

- Répétez l'opération sur plusieurs demi-cercles, en vous déplaçant lentement et consciemment.

Avantages pour la santé :

- Augmente la mobilité et l'amplitude des mouvements du cou.

- Soulage les raideurs et les tensions des muscles du cou.

- Favorise la relaxation et réduit le stress au niveau du cou et des épaules.

7. Étirement scalène

Didacticiel:

- Asseyez-vous confortablement sur la chaise, les pieds à plat sur le sol et les mains posées sur les cuisses.

- Inspirez profondément et allongez la colonne vertébrale.

- Expirez et inclinez doucement la tête d'un côté en ramenant l'oreille vers l'épaule.

- Utilisez la main du même côté pour appliquer doucement une pression sur le côté opposé de la tête, augmentant ainsi l'étirement du côté du cou.

- Maintenez l'étirement pendant 15 à 30 secondes en respirant profondément.

- Inspirez pour relâcher l'étirement, puis répétez de l'autre côté.

Avantages pour la santé :

- Étire les muscles scalènes du côté du cou.

- Soulage les tensions et les tiraillements au niveau du cou et des épaules.

- Améliore la flexibilité et l'amplitude des mouvements du cou.

8. Haussements d'épaules

Didacticiel :

- Asseyez-vous confortablement sur la chaise, les pieds à plat sur le sol et les mains posées sur les cuisses.

- Inspirez profondément et soulevez les épaules vers les oreilles.

- Expirez et faites rouler les épaules vers l'arrière et vers le bas dans un mouvement circulaire doux.

- Répétez l'opération pour plusieurs haussements d'épaules, en bougeant avec la respiration.

Avantages pour la santé :

- Libère les tensions et les tiraillements au niveau des épaules et du cou.

- Améliore la circulation et le flux sanguin vers les muscles des épaules.

- Favorise la relaxation et réduit le stress.

9. Étirement du trapèze supérieur

Didacticiel:

- Asseyez-vous confortablement sur la chaise, les pieds à plat sur le sol et les mains posées sur les cuisses.

- Inspirez profondément et allongez la colonne vertébrale.

- Expirez et inclinez doucement la tête d'un côté en ramenant l'oreille vers l'épaule.

- Utilisez la main du même côté pour appliquer doucement une pression sur le haut de la tête, en augmentant l'étirement du côté du cou et du trapèze supérieur.

- Maintenez l'étirement pendant 15 à 30 secondes en respirant profondément.

- Inspirez pour relâcher l'étirement, puis répétez de l'autre côté.

Avantages pour la santé :

- Étire le muscle trapèze supérieur, qui maintient souvent des tensions et des tiraillements.

- Soulage les douleurs au cou et aux épaules.

- Améliore la flexibilité et l'amplitude des mouvements du cou.

10. Cercles de cou assis

Didacticiel:

- Asseyez-vous confortablement sur la chaise, les pieds à plat sur le sol et les mains posées sur les cuisses.

- Inspirez profondément et allongez la colonne vertébrale.

- Expirez et abaissez doucement le menton vers la poitrine.

- Roulez lentement la tête d'un côté en ramenant l'oreille vers l'épaule, puis continuez le mouvement en roulant la tête en arrière et de l'autre côté.

- Effectuez plusieurs cercles de cou dans un sens, puis répétez dans le sens opposé.

Avantages pour la santé :

- Augmente la mobilité et l'amplitude des mouvements du cou.

- Soulage les raideurs et les tensions des muscles du cou.

- Favorise la relaxation et réduit le stress.

Pratiquez régulièrement ces 10 étirements simples et doux du cou sur chaise pour relâcher les tensions, améliorer la flexibilité et favoriser la relaxation du cou et des épaules. Comme toujours, écoutez votre corps et modifiez les exercices si nécessaire en fonction de vos besoins et capacités individuels.

Roulements d'épaules et relâchements

1. Rouleaux d'épaules

Didacticiel:

- Asseyez-vous confortablement sur la chaise, les pieds à plat sur le sol et les mains posées sur les cuisses.

- Inspirez profondément et soulevez les épaules vers les oreilles.

- Expirez et faites rouler les épaules vers l'arrière et vers le bas dans un mouvement circulaire doux.

- Répétez l'opération pour plusieurs roulements d'épaules, en bougeant avec la respiration.

Avantages pour la santé :

- Soulage les tensions et les tiraillements au niveau des épaules et du haut du dos.

- Améliore la circulation et le flux sanguin vers les muscles des épaules.

- Favorise la relaxation et réduit le stress.

2. Pressions de l'omoplate

Didacticiel:

- Asseyez-vous confortablement sur la chaise, les pieds à plat sur le sol et les mains posées sur les cuisses.

- Inspirez profondément et serrez les omoplates l'une contre l'autre en ouvrant la poitrine.

- Expirez et relâchez les omoplates pour les faire glisser vers le bas du dos.

- Répétez l'opération pour plusieurs pressions sur les omoplates, en coordonnant le mouvement avec la respiration.

Avantages pour la santé :

- Renforce les muscles entre les omoplates (losanges).

- Améliore la posture et l'alignement des épaules et du haut du dos.

- Soulage les tensions et les raideurs
dans le haut du dos et les épaules.

3. Haussements d'épaules

Didacticiel:

- Asseyez-vous confortablement sur la
chaise, les pieds à plat sur le sol et les
mains posées sur les cuisses.

- Inspirez profondément et soulevez les
épaules vers les oreilles.

- Expirez et faites rouler les épaules vers
l'arrière et vers le bas dans un mouvement
circulaire doux.

- Répétez l'opération pour plusieurs
haussements d'épaules, en bougeant avec
la respiration.

Avantages pour la santé :

- Libère les tensions et les tiraillements
au niveau des épaules et du cou.

- Améliore la circulation et le flux sanguin vers les muscles des épaules.

- Favorise la relaxation et réduit le stress.

4. Bras d'aigle

Didacticiel:

- Asseyez-vous confortablement sur la chaise, les pieds à plat sur le sol et les mains posées sur les cuisses.

- Inspirez et étendez les bras sur les côtés à hauteur d'épaule.

- Expirez et croisez le bras droit sur le gauche en enroulant les avant-bras et en rapprochant les paumes.

- Soulevez légèrement les coudes et descendez les omoplates vers le bas du dos.

- Maintenez l'étirement pendant 15 à 30
secondes, puis relâchez et répétez de
l'autre côté.

Avantages pour la santé :
- Étire les épaules, le haut du dos et
l'extérieur des bras.
- Améliore la flexibilité et l'amplitude de
mouvement des épaules.
- Soulage les tensions et les tiraillements
dans le haut du corps.

5. Bras à visage de vache

Didacticiel:

- Asseyez-vous confortablement sur la chaise, les pieds à plat sur le sol et les mains posées sur les cuisses.

- Inspirez et étendez le bras droit sur le côté à hauteur d'épaule, paume vers le haut.

- Expirez et pliez le coude droit en ramenant la main droite derrière la tête.

- Inspirez et étendez le bras gauche sur le côté à hauteur d'épaule, paume vers le bas.

- Expirez et pliez le coude gauche en ramenant la main gauche vers le dos vers la main droite.

- Maintenez l'étirement pendant 15 à 30 secondes, puis relâchez et répétez de l'autre côté.

Avantages pour la santé :

- Étire les épaules, les triceps et le haut du dos.

- Améliore la flexibilité et l'amplitude de mouvement des épaules et des bras.

- Soulage les tensions et les tiraillements dans le haut du corps.

Étirements des poignets et des mains

1. Étirement des fléchisseurs du poignet

Didacticiel:

- Asseyez-vous confortablement sur la chaise, les pieds à plat sur le sol et les mains posées sur les cuisses.

- Tendez le bras droit vers l'avant avec la paume vers le bas.

- Utilisez la main gauche pour appuyer doucement les doigts de la main droite vers le corps jusqu'à ressentir un étirement sous le poignet et l'avant-bras.

- Maintenez l'étirement pendant 15 à 30 secondes, puis relâchez et répétez de l'autre côté.

Avantages pour la santé :

- Étire les muscles du dessous du poignet et de l'avant-bras (fléchisseurs du poignet).

- Soulage les tensions et les tiraillements dus aux mouvements répétitifs du poignet.

- Améliore la flexibilité et l'amplitude de mouvement des poignets.

2. Étirement de l'extenseur du poignet

Didacticiel:

- Asseyez-vous confortablement sur la chaise, les pieds à plat sur le sol et les mains posées sur les cuisses.

- Tendez le bras droit vers l'avant avec la paume vers le haut.

- Utilisez la main gauche pour appuyer doucement les doigts de la main droite vers le corps jusqu'à ressentir un étirement dans le haut du poignet et de l'avant-bras.

- Maintenez l'étirement pendant 15 à 30 secondes, puis relâchez et répétez de l'autre côté.

Avantages pour la santé :
- Étire les muscles du dessus du poignet et de l'avant-bras (extenseurs du poignet).

- Soulage les tensions et les tiraillements dus aux mouvements répétitifs du poignet.

- Améliore la flexibilité et l'amplitude de mouvement des poignets.

3. Étirement des doigts

Didacticiel:
- Asseyez-vous confortablement sur la chaise, les pieds à plat sur le sol et les mains posées sur les cuisses.
- Tendez le bras droit vers l'avant avec la paume vers le bas.
- Utilisez la main gauche pour appuyer doucement les doigts de la main droite vers le corps jusqu'à sentir un étirement au niveau des doigts et de la paume.
- Maintenez l'étirement pendant 15 à 30 secondes, puis relâchez et répétez de l'autre côté.

Avantages pour la santé :
- Étire les muscles et les tendons des doigts et de la paume.
- Soulage la raideur et l'inconfort liés à une frappe ou une préhension prolongée.

- Améliore la flexibilité et la dextérité des mains.

4. Cercles de poignet

Didacticiel:

- Asseyez-vous confortablement sur la chaise, les pieds à plat sur le sol et les mains posées sur les cuisses.

- Tendez le bras droit vers l'avant avec la paume vers le bas.

- Commencez à faire tourner le poignet dans un mouvement circulaire, dans le sens des aiguilles d'une montre, pendant plusieurs répétitions.

- Répétez les cercles du poignet dans le sens opposé, en vous déplaçant dans le sens inverse des aiguilles d'une montre pendant plusieurs répétitions.

- Passez à l'autre main et répétez l'exercice.

Avantages pour la santé:

- Augmente la mobilité et l'amplitude de mouvement des poignets.

- Libère les tensions et les raideurs des articulations du poignet.

- Améliore la circulation et le flux sanguin vers les mains et les poignets.

5. Étirement des fléchisseurs et des extenseurs du poignet

Didacticiel:

- Asseyez-vous confortablement sur la chaise, les pieds à plat sur le sol et les mains posées sur les cuisses.

- Tendez le bras droit vers l'avant avec la paume vers le bas.

- Utilisez la main gauche pour appuyer doucement les doigts de la main droite vers le corps pour étirer les fléchisseurs du poignet.

- Après avoir tenu pendant quelques secondes, retournez la paume vers le haut et utilisez la main gauche pour appuyer doucement les doigts de la main droite vers le corps pour étirer les extenseurs du poignet.

- Maintenez chaque étirement pendant
15 à 30 secondes, puis relâchez et répétez
de l'autre côté.

Avantages pour la santé :
- Fournit un étirement complet pour les
fléchisseurs et les extenseurs du poignet.
- Soulage les tensions et les tiraillements
au niveau des poignets et des avant-bras.
- Améliore la flexibilité et l'amplitude de
mouvement des poignets.

Poses de yoga assis

Pose de montagne assise

1. Position de départ :

- Asseyez-vous confortablement sur une chaise, les pieds à plat sur le sol et la colonne vertébrale haute et droite.
- Posez vos mains sur vos cuisses, paumes vers le bas.
- Fermez les yeux ou adoucissez votre regard.

2. Alignement:

- Enracinez vos os assis, ressentant un sentiment d'ancrage et de stabilité.
- Engagez légèrement vos muscles abdominaux pour soutenir le bas de votre dos.
- Allongez votre colonne vertébrale vers le haut, en soulevant le sommet de votre tête.

- Détendez vos épaules loin de vos oreilles, en trouvant une position confortable pour vos bras.

3. Respiration:

- Inspirez et expirez lentement et profondément par le nez.

- Ressentez l'expansion de votre poitrine et de votre cage thoracique à chaque inspiration, et la douce contraction à chaque expiration.

- Laissez votre respiration s'écouler doucement et naturellement, sans forcer ni forcer.

4. Sensibilisation:

- Portez votre attention sur votre corps et sur la sensation que vous ressentez en position assise.

- Notez les zones de tension ou d'inconfort et relâchez-les doucement à chaque expiration.

- Concentrez-vous sur la recherche d'une sensation de stabilité et d'aisance dans la pose.

5. Durée:

- Tenez la pose de montagne assise pendant 1 à 3 minutes, ou plus si cela est confortable.

- Maintenir une respiration régulière et un état d'esprit détendu tout au long de la pratique.

Avantages de la pose de montagne assise

1. Améliore la posture : la pose assise en montagne aide à aligner la colonne

vertébrale et à améliorer la posture en renforçant les muscles du dos et du tronc.

2. Augmente la conscience : la pratique de la posture assise en montagne cultive la pleine conscience et la conscience du corps, vous aidant à vous accorder sur le moment présent et les sensations de votre corps.

3. Soulage les tensions : Cette pose peut aider à relâcher les tensions dans le cou, les épaules et le dos, favorisant ainsi la relaxation et réduisant le stress.

4. Stimule le flux d'énergie : en s'appuyant sur les os du siège et en s'allongeant à travers la colonne vertébrale, la posture assise en montagne favorise la circulation fluide de l'énergie dans tout le corps.

5. Favorise la stabilité : la pose de montagne assise fournit une base stable, aidant à améliorer l'équilibre et la stabilité à la fois physiquement et mentalement.

6. Calme l'esprit : La respiration douce et régulière et la posture droite de la pose assise en montagne peuvent aider à calmer l'esprit et à calmer le bavardage mental.

7. Pratique accessible : Puisqu'elle peut être pratiquée assis sur une chaise, la pose assise en montagne est accessible aux personnes de tout âge et de tout niveau de condition physique, ce qui en fait une pratique polyvalente pour tous ceux qui recherchent la relaxation et la pleine conscience.

Pliage vers l'avant assis

1. Position de départ :

- Asseyez-vous confortablement sur une chaise, les pieds à plat sur le sol et la colonne vertébrale haute et droite.

- Placez vos mains sur vos cuisses, paumes vers le bas.

- Prenez un moment pour vous ancrer et vous connecter à votre respiration.

2. Inspirez et allongez :

- Inspirez profondément et allongez votre colonne vertébrale en soulevant le sommet de votre tête.

- Ressentez l'espace entre chaque vertèbre lorsque vous allongez votre colonne vertébrale vers le haut.

3. Expirez et pliez :

- En expirant, commencez à vous pencher vers l'avant à partir de vos hanches, en menant avec votre poitrine.

- Gardez le dos plat lorsque vous vous pliez vers l'avant, en conservant la longueur de votre colonne vertébrale.

- Laissez vos mains glisser le long de vos jambes vers vos pieds, en vous arrêtant là où vous vous sentez à l'aise.

4. Détendez-vous et respirez :

- Une fois que vous avez trouvé votre avantage confortable, détendez-vous dans la pose.

- Relâchez toute tension dans votre cou, vos épaules et votre mâchoire.

- Respirez lentement et profondément en vous abandonnant au pli vers l'avant.

5. Restez dans la pose :

- Maintenez le dossier assis vers l'avant pendant 30 secondes à 1 minute, ou plus si cela est confortable.

- Laissez la gravité approfondir doucement l'étirement tout en continuant à respirer profondément.

6. Libération et retour :

- Pour relâcher la pose, engagez votre tronc et inspirez tout en revenant lentement en position assise.

- Empilez chaque vertèbre les unes sur les autres en revenant en position verticale.

- Prenez un moment pour remarquer tout changement dans votre corps et votre respiration.

Avantages du pliage vers l'avant assis

1. Étire la colonne vertébrale : le pli assis
vers l'avant allonge la colonne vertébrale,
aidant à soulager la tension et la
compression dans les vertèbres.

2. Étire les ischio-jambiers : Cette pose
étire les muscles de l'arrière des cuisses
(ischio-jambiers), favorisant la flexibilité
et la mobilité des jambes.

3. *Soulage la tension : le pli assis vers
l'avant aide à relâcher les tensions dans le
cou, les épaules et le dos, ce qui en fait
une pose efficace pour réduire le stress et
l'anxiété.

4. Stimule la digestion : La légère
compression de l'abdomen dans cette pose
peut aider à stimuler la digestion et à
soulager l'inconfort digestif.

5. Calme l'esprit : Les poses pliées vers
l'avant ont un effet calmant sur le système
nerveux, favorisant la relaxation et un
sentiment de paix.

6. Améliore la posture : la pratique
régulière du pli assis vers l'avant peut
aider à améliorer la posture en étirant les
muscles du dos et des épaules.

7. Augmente la flexibilité : au fil du
temps, le pli assis vers l'avant peut
augmenter la flexibilité de la colonne
vertébrale, des ischio-jambiers et des
hanches, facilitant ainsi l'exécution
d'autres poses de yoga et activités
quotidiennes.

Torsion assise

1. Position de départ

- Asseyez-vous confortablement sur une chaise, les pieds à plat sur le sol et la colonne vertébrale haute et droite.

- Placez vos mains sur vos cuisses, paumes vers le bas.

- Prenez quelques respirations profondes pour vous recentrer et établir une respiration régulière.

2. Inspirez et allongez :

- Inspirez profondément et allongez votre colonne vertébrale en soulevant le sommet de votre tête.

- Ressentez l'espace entre chaque vertèbre lorsque vous allongez votre colonne vertébrale vers le haut.

3. Expirez et tournez :

- En expirant, commencez à tourner votre torse vers la droite en amenant votre main gauche vers l'extérieur de votre cuisse droite et votre main droite vers le dossier de la chaise.

- Utilisez vos mains pour guider doucement la torsion, mais évitez de forcer le mouvement.

- Gardez votre colonne vertébrale haute et vos épaules détendues lorsque vous vous tournez.

4. Engagez et maintenez

- Engagez vos muscles centraux pour soutenir la torsion et maintenir la stabilité.

- Maintenez la torsion assise pendant 15 à 30 secondes, ou plus si cela est confortable.

- Respirez lentement et profondément en approfondissant la torsion à chaque expiration.

5. Relâchez et répétez:

   - Pour relâcher la torsion, inspirez et revenez lentement au centre en ramenant vos mains sur vos cuisses.

   - Prenez un moment pour vous reposer et vous recentrer avant de répéter la torsion de l'autre côté.

Avantages du Twist assis :

1. Améliore la mobilité de la colonne vertébrale : la torsion assise étire et mobilise les muscles et les vertèbres de la colonne vertébrale, favorisant la flexibilité et l'amplitude des mouvements.

2. Stimule la digestion : La douce action de compression et de torsion de cette pose peut aider à stimuler la digestion et à soulager l'inconfort digestif.

3. Soulage les tensions : la torsion assise aide à relâcher les tensions dans le dos, les épaules et le cou, ce qui en fait une pose efficace pour réduire le stress et les tensions.

4. Massages des organes internes : L'action de torsion de cette pose masse les organes internes, favorisant la désintoxication et améliorant le fonctionnement des organes.

5. Améliore la posture : la pratique régulière de la torsion assise peut aider à améliorer la posture en renforçant les muscles du dos et du tronc.

6. Dynamise le corps : La torsion assise stimule le flux d'énergie dans tout le corps, vous laissant revitalisé et plein d'énergie.

7. Calme l'esprit : La respiration concentrée et le mouvement doux de cette pose ont un effet calmant sur l'esprit, favorisant la relaxation et la clarté mentale.

Étirement chat-vache assis

1. Position de départ :
   - Asseyez-vous confortablement sur une chaise, les pieds à plat sur le sol et la colonne vertébrale haute et droite.

- Placez vos mains sur vos cuisses,
paumes vers le bas.

- Prenez quelques respirations profondes
pour vous recentrer et établir une
respiration régulière.

2. Pose de la vache (Inspirez)

- Inspirez profondément et cambrez le
dos en soulevant votre poitrine et votre
cœur vers le plafond.

- Rapprochez vos omoplates et regardez
vers le haut, en allongeant le devant de
votre torse.

3. Pose du chat (expiration) :

- Expirez complètement et arrondissez le
dos en rentrant le menton vers la poitrine.

- Appuyez vos mains sur vos cuisses
pendant que vous tirez votre nombril vers
votre colonne vertébrale, créant ainsi une
courbe en C dans votre colonne vertébrale.

4. Mouvement fluide:

- Passez de la posture de la vache à la pose du chat à chaque inspiration et expiration, en bougeant avec votre respiration.

- Inspirez jusqu'à la pose de la vache, en soulevant et en ouvrant la poitrine.

- Expirez en Cat Pose, en arrondissant et en contractant la colonne vertébrale.

- Répétez ce mouvement fluide pendant plusieurs tours, en synchronisant votre respiration avec votre mouvement.

5. Prise de conscience et modification :

- Faites attention à la sensation de chaque mouvement dans votre corps et modifiez-le si nécessaire en fonction de votre niveau de confort.

- Vous pouvez réduire ou élargir les mouvements, en fonction de votre flexibilité et de votre mobilité.

- Concentrez-vous sur la création d'un mouvement fluide et fluide, permettant à votre respiration de guider le mouvement.

Avantages de l'étirement chat-vache assis

1. Flexibilité de la colonne vertébrale : l'étirement chat-vache assis aide à augmenter la flexibilité et la mobilité de la colonne vertébrale, favorisant ainsi une amplitude de mouvement saine.

2. Alignement postural : Cet étirement favorise un bon alignement de la colonne vertébrale en articulant doucement chaque vertèbre tout au long du mouvement.

3. Activation du noyau : L'engagement des muscles centraux dans Cat Pose aide à renforcer et à stabiliser les muscles abdominaux.

4. Mobilité des épaules : circuler entre les poses de chat et de vache peut aider à relâcher et à ouvrir les épaules, relâchant les tensions et améliorant la mobilité.

5. Conscience de la respiration : pratiquer l'étirement chat-vache avec une respiration consciente cultive la conscience de la connexion respiration-corps, favorisant la relaxation et le soulagement du stress.

6. Santé digestive : La compression et la libération douces de la zone abdominale dans Cat-Cow Stretch peuvent stimuler la digestion et améliorer la fonction gastro-intestinale.

7. Flux énergétique : Cet étirement dynamique stimule le flux d'énergie dans tout le corps, vous laissant revitalisé et revigoré.

8. Connexion corps-esprit : l'étirement chat-vache assis encourage la pleine conscience et la présence lorsque vous bougez avec votre respiration, favorisant un sentiment de calme et de paix intérieure.

Poses debout utilisant la chaise comme support

Pose de l'arbre assistée par une chaise

1. Position de départ :

- Asseyez-vous confortablement sur une chaise, les pieds à plat sur le sol et la colonne vertébrale haute et droite.

- Placez vos mains sur vos cuisses, paumes vers le bas.

- Prenez quelques respirations profondes pour vous recentrer et établir une respiration régulière.

2. Mise à la terre:

- Enracinez vos os assis, ressentant une sensation de stabilité et de soutien de la chaise.

- Engagez légèrement vos muscles centraux pour soutenir le bas de votre dos.

3. Changement de poids :

- Déplacez votre poids sur votre pied gauche, en l'appuyant fermement sur le sol.

- Gardez votre pied droit au sol pendant que vous vous préparez à le soulever du sol.

4. Lever la jambe :

- Soulevez votre pied droit du sol, pliez votre genou et amenez la plante de votre pied droit reposer sur l'intérieur du mollet gauche ou l'intérieur de la cuisse gauche.

- Évitez de placer le pied directement sur l'articulation du genou pour éviter toute tension ou blessure.

5. Support de chaise :

- Utilisez le dossier de la chaise pour vous soutenir si nécessaire, en plaçant légèrement une main sur le dossier pour garder l'équilibre.

- Gardez votre regard doux et concentré sur un point devant vous pour aider à maintenir l'équilibre.

6. Bras de pose d'arbre (facultatif) :

- Rapprochez vos paumes devant votre cœur en position de prière (anjali mudra).

- Si vous êtes à l'aise, étendez vos bras au-dessus de votre tête, en tendant le bout des doigts vers le plafond.

7. Équilibrez et respirez :

- Trouvez votre équilibre dans la posture de l'arbre assistée par chaise, en maintenant une respiration régulière et un état d'esprit détendu.

- Appuyez la plante de votre pied contre l'intérieur de votre mollet ou de votre

cuisse et engagez votre jambe debout pour
plus de stabilité.

8. Maintenir et relâcher :

  - Maintenez la pose pendant 30 secondes
à 1 minute, ou aussi longtemps que cela
vous convient.

  - Relâchez la pose en abaissant
doucement votre pied droit vers le sol.

  - Prenez un moment de repos et
remarquez les effets de la pose avant de
répéter de l'autre côté.

Avantages de la posture de l'arbre assistée par une chaise

1. Améliore l'équilibre : la posture de
l'arbre assistée par chaise aide à améliorer
l'équilibre et la stabilité en mettant le corps
au défi de trouver l'équilibre sur une
jambe.

2. Renforce les muscles des jambes : Cette pose renforce les muscles de la jambe debout, notamment les quadriceps, les ischio-jambiers et les muscles des mollets.

3. Étire les fléchisseurs de la hanche : en soulevant le genou et en faisant pivoter la hanche vers l'extérieur, la pose d'arbre assistée par chaise étire les fléchisseurs de la hanche et les muscles de l'aine.

4. Améliore la concentration : se concentrer sur un point devant vous (drishti) aide à améliorer la concentration et la concentration mentale, à calmer l'esprit et à réduire les distractions.

5. Favorise la pleine conscience : pratiquer la posture de l'arbre assistée par une chaise avec conscience de la respiration et du

corps favorise la pleine conscience et la présence dans l'instant présent, favorisant un sentiment de paix intérieure.

6. Améliore la posture : engager les muscles centraux et allonger la colonne vertébrale dans la posture de l'arbre assistée par chaise aide à améliorer la posture et l'alignement.

7. Soulage le stress : L'équilibre et les étirements doux de la posture de l'arbre assistée par chaise peuvent aider à relâcher les tensions et à réduire le stress dans le corps et l'esprit.

8. Pratique accessible : L'utilisation d'une chaise comme support rend la pose de l'arbre accessible aux personnes de tous âges et de tous niveaux de forme physique,

permettant à chacun de profiter des
avantages de cette pose d'équilibre.

Posture du guerrier assisté par chaise

1. Position de départ :

- Asseyez-vous confortablement sur une chaise, les pieds à plat sur le sol et la colonne vertébrale haute et droite.

- Placez vos mains sur vos cuisses, paumes vers le bas.

- Prenez quelques respirations profondes pour vous recentrer et établir une respiration régulière.

2. Mise à la terre:

- Enracinez vos os assis, ressentant une sensation de stabilité et de soutien de la chaise.

- Engagez légèrement vos muscles centraux pour soutenir le bas de votre dos.

3. Prenez du recul :

- Reculez votre pied droit en l'étendant derrière vous avec les orteils pointés vers l'avant.

- Gardez votre pied gauche au sol avec le genou plié à un angle de 90 degrés directement au-dessus de la cheville.

4. Stabilisez :

- Utilisez le dossier de la chaise pour vous soutenir si nécessaire, en plaçant légèrement une main sur le dossier pour garder l'équilibre.

- Gardez votre regard doux et concentré sur un point devant vous pour aider à maintenir l'équilibre.

5. Bras de pose du guerrier (facultatif) :

- Étendez vos bras au-dessus de votre tête, en tendant le bout des doigts vers le plafond.

- Gardez vos épaules détendues et éloignées de vos oreilles lorsque vous vous levez.

6. Alignement:

- Placez vos hanches vers l'avant de la chaise, en les gardant parallèles au bord avant du siège.

- Engagez les muscles de vos cuisses pour soutenir la jambe étendue et maintenir la stabilité.

7. Tenez et respirez :

- Tenez la pose du guerrier assistée par chaise pendant 30 secondes à 1 minute, ou aussi longtemps que cela vous convient.

- Gardez votre respiration régulière et profonde, lui permettant de circuler doucement dans et hors de votre nez.

8. Relâchez et répétez :

- Pour relâcher la pose, reculez doucement votre pied droit pour rencontrer votre pied gauche.

- Prenez un moment de repos et remarquez les effets de la pose avant de répéter de l'autre côté.

Avantages de la pose du guerrier assistée par chaise

1. Renforce les muscles des jambes : la pose du guerrier assistée par chaise renforce les muscles des jambes, y compris les quadriceps, les ischio-jambiers et les muscles des mollets.

2. Améliore l'équilibre : cela pose des problèmes d'équilibre et de stabilité, contribuant ainsi à améliorer la coordination et la proprioception.

3. Étire les fléchisseurs de la hanche : la pose du guerrier assistée par chaise étire les fléchisseurs de la hanche de la jambe arrière, aidant à soulager les tensions et à améliorer la mobilité des hanches.

4. Favorise la confiance : la pratique de la pose du guerrier renforce la confiance et la force intérieure à mesure que vous incarnez les qualités d'un guerrier : courage, résilience et détermination.

5. Augmente la concentration : se concentrer sur un point devant vous (drishti) aide à améliorer la concentration et la concentration mentale, à calmer l'esprit et à réduire les distractions.

6. Dynamise le corps : La pose du guerrier assistée par chaise stimule le flux

d'énergie dans tout le corps, vous laissant revitalisé et revigoré.

7. Améliore la posture : engager les muscles centraux et allonger la colonne vertébrale dans Warrior Pose aide à améliorer la posture et l'alignement, réduisant ainsi la tension sur le bas du dos.

8. Pratique accessible : L'utilisation d'une chaise comme support rend la pose du guerrier accessible aux personnes de tous âges et de tous niveaux de forme physique, permettant à chacun de profiter des avantages de cette pose stimulante.

Pose triangulaire assistée par une chaise

1. Position de départ

- Asseyez-vous confortablement sur une chaise, les pieds à plat sur le sol et la colonne vertébrale haute et droite.

- Placez vos mains sur vos cuisses, paumes vers le bas.

- Prenez quelques respirations profondes pour vous recentrer et établir une respiration régulière.

2. Mise à la terre:

- Enracinez vos os assis, ressentant une sensation de stabilité et de soutien de la chaise.

- Engagez légèrement vos muscles centraux pour soutenir le bas de votre dos.

3. Sortez :

- Sortez votre pied droit sur le côté, en l'éloignant de la chaise avec les orteils pointés vers l'avant.

- Gardez votre pied gauche au sol, les orteils pointés vers l'avant et le genou légèrement fléchi.

4. Alignement:

- Placez vos hanches vers l'avant de la chaise, en les gardant parallèles au bord avant du siège.

- Étendez vos bras sur les côtés, en les éloignant l'un de l'autre à hauteur d'épaule.

5. Courbure latérale :

- Inspirez et allongez votre colonne vertébrale en soulevant le sommet de votre tête.

- Expirez et commencez à vous articuler au niveau de vos hanches, en penchant votre torse vers le côté droit.

6. Atteindre et étendre :

- Étendez votre main droite vers votre pied droit, soit en la plaçant sur le siège de la chaise, soit sur un bloc pour vous soutenir.

- Atteignez votre main gauche vers le plafond, en créant une ligne droite du bout de votre doigt gauche jusqu'à votre pied gauche.

7. Alignement des triangles :

- Gardez votre poitrine ouverte et tournée vers l'avant, avec vos épaules directement sur vos hanches.

- Regardez vers votre main gauche ou vers votre pied droit, en fonction de votre niveau de confort et de la mobilité de votre cou.

8. Tenez et respirez :

- Tenez la pose triangulaire assistée par chaise pendant 30 secondes à 1 minute, ou aussi longtemps que cela vous convient.

- Gardez votre respiration régulière et profonde, lui permettant de circuler doucement dans et hors de votre nez.

9. Relâchez et répétez :

- Pour relâcher la pose, engagez vos muscles centraux et inspirez tout en revenant lentement en position verticale.

- Reculez votre pied droit pour rencontrer votre pied gauche et revenez à la position de départ.

- Prenez un moment de repos et remarquez les effets de la pose avant de répéter de l'autre côté.

Avantages de la pose triangulaire assistée par chaise

1. Étire les côtés du corps : La pose triangulaire assistée par chaise étire et allonge les muscles le long des côtés du torse, y compris les obliques et les muscles intercostaux.

2. Améliore la flexibilité : Cette pose augmente la flexibilité de la colonne vertébrale, des hanches et des ischio-jambiers, contribuant ainsi à améliorer la mobilité globale et l'amplitude des mouvements.

3. Renforce le tronc : Engager les muscles du tronc pour soutenir le torse dans la pose triangulaire assistée par chaise aide à renforcer et à tonifier les muscles abdominaux.

4. Stimule la digestion : La douce action de compression et de torsion de cette pose

peut aider à stimuler la digestion et à améliorer la fonction gastro-intestinale.

5. Favorise l'équilibre : l'équilibre sur une jambe dans la pose triangulaire assistée par chaise met au défi la stabilité et la proprioception, aidant ainsi à améliorer l'équilibre et la coordination.

6. Dynamise le corps : La pose triangulaire assistée par chaise stimule le flux d'énergie dans tout le corps, vous laissant revitalisé et revigoré.

7. Calme l'esprit : La respiration concentrée et le mouvement conscient de cette pose ont un effet calmant sur l'esprit, favorisant la relaxation et la clarté mentale.

Exercices de renforcement

Tutoriel sur les squats sur chaise

1. Position de départ :

- Asseyez-vous confortablement sur une chaise, les pieds écartés à la largeur des hanches et la colonne vertébrale haute et droite.

- Placez vos mains sur vos cuisses, paumes vers le bas.

- Prenez un moment pour vous ancrer et respirer régulièrement.

2. Engager le noyau :

- Engagez vos muscles centraux en tirant votre nombril vers votre colonne vertébrale.

- Gardez vos épaules détendues et éloignées de vos oreilles.

3. Levez-vous :

- En expirant, appuyez sur vos talons et levez-vous de la chaise.

- Gardez votre poitrine levée et votre regard vers l'avant lorsque vous vous levez.

- Déplacez votre poids vers vos talons pour activer les muscles de vos fessiers et de vos ischio-jambiers.

4. Plus bas :

- Inspirez en vous redescendant lentement sur la chaise, en pliant les genoux et en vous articulant au niveau de vos hanches.

- Gardez vos genoux alignés sur vos orteils et votre colonne vertébrale longue et neutre.

5. Mouvement contrôlé :

- Concentrez-vous sur vos mouvements avec contrôle et stabilité tout au long du mouvement accroupi.

- Évitez de vous affaler sur la chaise ou d'utiliser votre élan pour vous lever.

6. Répétition:

- Répétez les squats sur chaise pour un nombre défini de répétitions, en visant 8 à 12 répétitions pour commencer.

- Augmentez progressivement le nombre de répétitions à mesure que vous développez votre force et votre confiance.

Avantages des squats sur chaise :

1. Renforce les muscles du bas du corps : les squats sur chaise ciblent les muscles du bas du corps, notamment les quadriceps, les ischio-jambiers, les fessiers et les

mollets, aidant ainsi à développer la force et la puissance.

2. Améliore la mobilité fonctionnelle : la pratique des squats sur chaise aide à améliorer la mobilité fonctionnelle et les schémas de mouvement utilisés dans les activités quotidiennes comme s'asseoir, se tenir debout et marcher.

3. Améliore l'équilibre : effectuer des squats sur chaise met à l'épreuve l'équilibre et la stabilité, en particulier lorsque l'on se lève et s'abaisse sur la chaise, contribuant ainsi à améliorer la proprioception et la coordination.

4. Augmente la densité osseuse :
Les exercices de mise en charge comme les squats sur chaise aident à stimuler la croissance osseuse et à augmenter la

densité osseuse, réduisant ainsi le risque d'ostéoporose et de fractures osseuses.

5. Favorise la santé des articulations : les squats sur chaise aident à renforcer les muscles autour des genoux et des hanches, offrant soutien et stabilité aux articulations et réduisant le risque de blessure.

6. Stimule le métabolisme : Les exercices de squat comme les squats sur chaise engagent de grands groupes musculaires, entraînant une augmentation du taux métabolique et de la combustion des calories, ce qui peut aider à la gestion du poids et à la perte de graisse.

7. Favorise l'indépendance : Améliorer la force et la mobilité grâce aux squats sur chaise peut aider à maintenir l'indépendance et la capacité fonctionnelle,

permettant aux individus d'effectuer les tâches quotidiennes avec plus de facilité et de confiance.

Tutoriel sur les extensions de pieds de chaise

1. Position de départ

- Asseyez-vous confortablement sur une chaise, les pieds à plat sur le sol et la colonne vertébrale haute et droite.

- Placez vos mains sur les côtés de la chaise ou sur vos cuisses pour vous soutenir.

- Engagez vos muscles centraux en tirant votre nombril vers votre colonne vertébrale.

2. Étendez une jambe :

- Commencez par tendre une jambe tendue devant vous en gardant le pied fléchi.

- Gardez le genou de la jambe étendue souple, en évitant de le bloquer.

3. Maintenez et pressez :

- Maintenir un instant la position étendue en haut en contractant les muscles quadriceps à l'avant de la cuisse.

- Gardez votre tronc engagé et votre colonne vertébrale haute tout au long du mouvement.

4. Abaisser avec contrôle :

- Abaissez lentement la jambe étendue vers le sol, en maintenant le contrôle et la stabilité.

- Évitez de laisser tomber la jambe ou de la faire basculer vers le bas.

5. Répétez des deux côtés :

- Effectuez les extensions de jambe pendant un nombre défini de répétitions sur une jambe, puis passez à l'autre jambe.

- Visez 8 à 12 répétitions sur chaque jambe pour commencer, en augmentant progressivement le nombre à mesure que vous développez votre force.

Avantages des extensions de pieds de chaise

1. Renforce les quadriceps : les extensions de pieds de chaise ciblent les muscles quadriceps à l'avant de la cuisse, aidant à renforcer et à tonifier cet important groupe musculaire.

2. Améliore la stabilité du genou : effectuer des extensions de jambe aide à améliorer la stabilité autour de l'articulation du genou, réduisant ainsi le risque de blessure et favorisant la santé globale des articulations.

3. Améliore la mobilité fonctionnelle : le renforcement des muscles quadriceps

grâce aux extensions des jambes peut améliorer la mobilité fonctionnelle et les schémas de mouvement utilisés dans des activités telles que marcher, monter les escaliers et se lever d'une position assise.

4. Aides à la rééducation : les extensions de pieds de chaise peuvent être un exercice bénéfique pour les personnes qui se remettent d'une blessure au genou ou d'une intervention chirurgicale, aidant à reconstruire la force et l'amplitude de mouvement de l'articulation du genou.

5. Augmente l'endurance musculaire : effectuer des extensions de jambes à plusieurs reprises aide à développer l'endurance musculaire des quadriceps, permettant une activité soutenue sans fatigue.

6. **Améliore le métabolisme :** Cibler de grands groupes musculaires comme les quadriceps avec des exercices tels que des extensions de jambes peut aider à augmenter le taux métabolique et la combustion des calories, ce qui peut faciliter la gestion du poids et la perte de graisse.

7. Pratique et accessible : les extensions de pieds de chaise peuvent être effectuées pratiquement n'importe où avec une chaise, ce qui en fait une option d'exercice pratique et accessible pour les personnes de tous niveaux et capacités.

Tutoriel de renforcement des bras avec des bandes de résistance

1. Configuration:

- Asseyez-vous confortablement sur une chaise, les pieds à plat sur le sol et la colonne vertébrale haute et droite.

- Tenez une extrémité de la bande de résistance dans chaque main en la saisissant fermement.

- Ajustez la tension de la bande de résistance selon vos besoins en l'enroulant autour de vos mains ou en ajustant votre prise.

2. Curls des biceps :

- Commencez avec les bras pendants le long du corps, les paumes tournées vers l'avant.

- Expirez en pliant les coudes et
soulevez les bandes de résistance vers vos
épaules, en effectuant une flexion des
biceps.

- Gardez vos coudes près de votre corps
et vos poignets droits tout au long du
mouvement.

- Inspirez en ramenant lentement les
bandes de résistance jusqu'à la position de
départ.

- Répétez l'opération pour un nombre
défini de répétitions, en visant 8 à 12
répétitions pour commencer.

3. Extensions de triceps :

- Asseyez-vous droit avec la bande de
résistance solidement ancrée sous un pied.

- Tenez l'autre extrémité de la bande de
résistance d'une main, en ramenant votre
coude au-dessus de votre tête et en le

pliant pour que votre main soit derrière votre tête.

- Expirez en redressant votre bras et en l'étendant vers le haut, en effectuant une extension du triceps.

- Gardez le haut de votre bras stable et près de votre tête tout au long du mouvement.

- Inspirez en pliant lentement votre coude et abaissez la bande de résistance derrière votre tête.

- Répétez l'opération pour un nombre défini de répétitions, puis changez de côté.

4. Presse à épaules :

- Asseyez-vous droit avec les bandes de résistance solidement ancrées sous les deux pieds.

- Tenez une extrémité de la bande de résistance dans chaque main, en amenant vos mains à hauteur d'épaule avec vos paumes tournées vers l'avant.

- Expirez en appuyant sur les bandes de résistance au-dessus de votre tête, en étendant complètement vos bras sans bloquer vos coudes.

- Gardez votre tronc engagé et votre colonne vertébrale haute tout au long du mouvement.

- Inspirez en abaissant lentement les bandes de résistance jusqu'à la hauteur des épaules.

- Répétez l'opération pour un nombre défini de répétitions.

Avantages du renforcement des bras avec des bandes de résistance

1. Développe la force musculaire : les bandes de résistance offrent une résistance progressive, mettent vos muscles au défi et

aident à développer la force des bras, des épaules et du haut du corps.

2. Améliore le tonus musculaire : des exercices réguliers avec des bandes de résistance peuvent aider à augmenter le tonus musculaire et la définition des bras, créant ainsi une apparence plus sculptée.

3. Améliore la stabilité des articulations : effectuer des exercices avec bandes de résistance aide à améliorer la stabilité et la fonction des articulations des épaules, des coudes et des poignets, réduisant ainsi le risque de blessure.

4. Augmente l'amplitude des mouvements : les bandes de résistance permettent une amplitude complète de mouvements pendant les exercices, contribuant ainsi à

améliorer la flexibilité et la mobilité des bras et des épaules.

5. Pratique et portable : les bandes de résistance sont légères, portables et polyvalentes, ce qui en fait une option pratique pour l'entraînement en force à la maison ou en voyage.

6. Convient à tous les niveaux de forme physique : les bandes de résistance sont disponibles en différents niveaux de résistance, ce qui les rend adaptées aux personnes de tous niveaux et capacités de forme physique.

7. Rentable : les bandes de résistance sont une alternative abordable aux équipements d'haltérophilie traditionnels, offrant un moyen rentable de renforcer et de tonifier les bras.

Poses d'équilibre

Tutoriel d'équilibre sur une jambe

1. Position de départ

- Tenez-vous droit, les pieds écartés à la largeur des hanches et les bras le long du corps.

- Déplacez votre poids sur un pied, en vous appuyant sur tout le pied.

2. Engager le noyau

- Engagez vos muscles centraux en tirant votre nombril vers votre colonne vertébrale.

- Gardez vos épaules détendues et éloignées de vos oreilles.

3. Soulever la jambe:

- Soulevez lentement le pied opposé du sol en ramenant le genou vers votre poitrine.

- Équilibrez-vous sur la jambe debout, en trouvant un point focal devant vous pour vous aider à maintenir votre équilibre.

4. Tenir et stabiliser :

- Maintenez l'équilibre sur une jambe aussi longtemps que vous le pouvez, en visant au moins 10 à 30 secondes pour commencer.

- Gardez votre regard stable et votre respiration régulière pendant que vous trouvez votre équilibre.

5. Maintenir l'alignement :

- Gardez vos hanches au niveau et tournées vers l'avant tout au long de l'exercice.

- Évitez de vous pencher d'un côté ou de cambrer le bas du dos.

6. **Mouvements contrôlés :**
   - Abaissez lentement le pied levé vers le sol avec contrôle.
   - Atterrissez en douceur et maintenez votre équilibre sur la jambe d'appui.

7. Répétez des deux côtés :
   - Effectuer l'équilibre unijambiste sur la jambe opposée en soulevant l'autre pied du sol.
   - Visez un temps égal sur chaque jambe pour maintenir l'équilibre et la symétrie.

Avantages de l'équilibre sur une jambe :

1. Améliore l'équilibre : la pratique d'exercices d'équilibre sur une jambe aide à améliorer la proprioception, la coordination et l'équilibre général,

réduisant ainsi le risque de chutes et de blessures.

2. Renforce le bas du corps : L'équilibre sur une jambe engage et renforce les muscles de la jambe debout, y compris les quadriceps, les ischio-jambiers, les fessiers et les mollets.

3. Améliore la stabilité du tronc : le maintien de l'équilibre sur une jambe nécessite l'activation des muscles du tronc pour stabiliser la colonne vertébrale et le bassin, contribuant ainsi à améliorer la force et la stabilité du tronc.

4. Augmente la concentration : se concentrer sur le maintien de l'équilibre pendant l'exercice d'équilibre sur une jambe améliore la concentration et la

pleine conscience, favorisant la clarté mentale et la concentration.

5. Améliore la posture : L'équilibre sur une jambe aide à améliorer la posture en favorisant l'alignement de la colonne vertébrale, du bassin et des épaules, réduisant ainsi le risque de déséquilibres posturaux et d'inconfort.

6. Condition physique fonctionnelle : les exercices d'équilibre sur une jambe imitent les mouvements utilisés dans les activités quotidiennes telles que marcher, monter les escaliers et se lever d'une position assise, améliorant ainsi la condition physique fonctionnelle et la mobilité.

7. Connexion corps-esprit : pratiquer l'équilibre sur une jambe encourage une connexion plus profonde entre l'esprit et le

corps, favorisant une plus grande conscience du corps et une plus grande attention dans la vie quotidienne.

Tutoriel sur les levées de genoux assis

1. Position de départ

   - Asseyez-vous confortablement sur une chaise, les pieds à plat sur le sol et la colonne vertébrale haute et droite.

   - Placez vos mains sur les côtés de la chaise ou sur vos cuisses pour vous soutenir.

   - Engagez vos muscles centraux en tirant votre nombril vers votre colonne vertébrale.

2. Soulevez un genou

   - Inspirez en soulevant un genou vers votre poitrine, en le soulevant aussi haut que possible.

   - Gardez votre pied fléchi et vos orteils pointés vers le plafond.

- Maintenez la position relevée pendant un moment, en ressentant l'engagement de vos fléchisseurs du tronc et de la hanche.

3. Descente contrôlée
   - Expirez en abaissant lentement le genou levé vers le sol, en maintenant le contrôle et la stabilité.
   - Évitez de laisser tomber la jambe rapidement ou de la projeter au sol.

4. Répétez des deux côtés
   - Effectuez les levées de genoux pendant un nombre défini de répétitions sur une jambe, puis passez à l'autre jambe.
   - Visez 8 à 12 répétitions sur chaque jambe pour commencer, en augmentant progressivement le nombre à mesure que vous développez votre force.

Avantages des genouillères assises

1. Renforce les muscles fléchisseurs de la hanche : les genouillères assises ciblent les muscles fléchisseurs de la hanche, y compris le psoas-iliaque et le droit fémoral, aidant à renforcer et à tonifier cet important groupe musculaire.

2. Améliore la stabilité du tronc : soulever les genoux engage les muscles du tronc, y compris les abdominaux droits et transversaux, contribuant ainsi à améliorer la stabilité et la force du tronc.

3. Améliore la mobilité : effectuer des levées de genoux aide à améliorer la mobilité et l'amplitude des mouvements de la hanche, réduisant ainsi la raideur et l'inconfort des hanches.

4. Favorise la circulation : le mouvement de levée et d'abaissement des genoux stimule la circulation dans le bas du corps, aidant à réduire l'enflure et à améliorer la circulation sanguine.

5. **Augmente la conscience :** Les genouillères assises favorisent la conscience du corps et la pleine conscience, tandis que vous vous concentrez sur l'engagement des muscles appropriés et le maintien d'une forme appropriée tout au long de l'exercice.

6. Exercice accessible : les levées de genou assises peuvent être effectuées pratiquement n'importe où avec une chaise, ce qui en fait une option d'exercice pratique et accessible pour les personnes de tous niveaux et capacités.

7. Prend en charge le mouvement fonctionnel : le renforcement des fléchisseurs de la hanche grâce à des genouillères assises peut améliorer les schémas de mouvement fonctionnels utilisés dans des activités telles que la marche, la montée des escaliers et le fait de se lever d'une position assise.

Détente et méditation

Techniques de relaxation assise

1. Respiration profonde : Asseyez-vous confortablement sur une chaise, les pieds à plat sur le sol. Fermez les yeux et respirez lentement et profondément, en vous concentrant sur la sensation de la respiration qui entre et sort de votre corps. Inspirez profondément par le nez, en dilatant votre ventre, et expirez lentement par la bouche, en relâchant toute tension ou stress à chaque respiration.

2. Relaxation musculaire progressive : Commencez par contracter puis relâcher chaque groupe musculaire de votre corps, un à la fois. Commencez par vos pieds et remontez jusqu'à votre tête, en tendant

chaque groupe musculaire pendant quelques secondes avant de relâcher. Concentrez-vous sur la sensation de relaxation qui se propage dans tout votre corps à chaque sortie.

3. Méditation de pleine conscience : Asseyez-vous confortablement sur une chaise, les pieds à plat sur le sol et les mains posées sur vos genoux. Fermez les yeux et portez votre attention sur le moment présent, en remarquant toutes les sensations, pensées ou émotions qui surgissent sans jugement. Permettez-vous d'être simplement présent à tout ce qui se passe ici et maintenant.

4. Images guidées : fermez les yeux et imaginez-vous dans un environnement paisible et relaxant, comme une plage, une forêt ou le sommet d'une montagne.

Visualisez les images, les sons et les sensations de cet endroit, en vous permettant de vous sentir calme et à l'aise pendant que vous vous immergez dans les images.

5. Auto-massage : utilisez vos mains pour masser doucement les zones de tension ou d'inconfort de votre corps, telles que votre cou, vos épaules ou vos mains. Appliquez une légère pression et des mouvements circulaires pour aider à relâcher les tensions et favoriser la relaxation.

6. Compter la respiration : Asseyez-vous confortablement sur une chaise et fermez les yeux. Inspirez profondément par le nez, puis expirez lentement par la bouche. Commencez à compter chaque respiration, en commençant par une à l'inspiration et deux à l'expiration. Continuez à compter

jusqu'à cinq, puis recommencez à un. Si votre esprit s'égare, ramenez doucement votre concentration sur votre respiration et recommencez à compter.

7. Affirmations : Répétez-vous des affirmations positives en silence ou à voix haute, telles que "Je suis calme et détendu", "Je suis en paix avec moi-même" ou "Je suis capable de gérer tout ce qui se présente à moi". Laissez ces affirmations pénétrer dans votre subconscient et cultivez un sentiment de calme et de positivité.

8. Musique ou sons de la nature : écoutez de la musique apaisante ou des sons de la nature, tels que les vagues de l'océan, le chant des oiseaux ou une douce pluie, pour aider à calmer votre esprit et favoriser la relaxation. Fermez les yeux et laissez-vous

immerger complètement dans les sons, laissez-les vous envahir et apaiser vos sens.

9. Visualisation : Fermez les yeux et visualisez-vous dans un endroit paisible et serein, comme une clairière tranquille ou un jardin tranquille. Imaginez-vous entouré de beauté et de tranquillité et imaginez-vous vous sentir complètement détendu et à l'aise dans cet environnement paisible.

10. Pratique de la gratitude : prenez quelques instants pour réfléchir aux choses pour lesquelles vous êtes reconnaissant dans votre vie. Concentrez-vous sur les aspects positifs de votre vie et sur les choses qui vous apportent joie et bonheur. Cultiver une attitude de gratitude peut vous aider à changer de perspective et à

favoriser des sentiments de détente et de contentement.

Méditation guidée de yoga sur chaise

1. Préparation

- Trouvez un espace calme et confortable où vous pourrez vous asseoir sur une chaise, les pieds à plat sur le sol et les mains posées sur vos cuisses.

- Fermez les yeux ou adoucissez votre regard, selon ce qui vous convient le mieux.

- Prenez quelques respirations profondes pour vous recentrer et amener votre conscience au moment présent.

2. Scan corporel

- Commencez par porter votre attention sur vos pieds. Notez toutes les sensations que vous pourriez ressentir, comme de la chaleur, des picotements ou de la pression.

Laissez vos pieds se détendre
complètement.

  - Déplacez lentement votre conscience à
travers votre corps, en analysant chaque
zone à la recherche de tensions ou
d'inconfort. Relâchez toute tension que
vous rencontrez au fur et à mesure,
permettant à chaque partie de votre corps
de s'adoucir et de se détendre.

3. Conscience de la respiration

  - Concentrez-vous sur votre respiration,
en remarquant le rythme naturel de vos
inspirations et expirations. Faites attention
à la sensation de la respiration lorsqu'elle
entre et sort de votre corps.

  - À chaque inspiration, imaginez remplir
votre corps de paix, de calme et de
relaxation. À chaque expiration, libérez
tout stress, tension ou négativité auquel
vous pourriez vous accrocher.

4. Poses de yoga sur chaise

- Commencez à bouger doucement votre corps dans des poses de yoga simples sur chaise, telles que la pose de montagne assise, le pliage avant assis et la torsion assise. Laissez votre respiration guider vos mouvements, en bougeant avec aisance et grâce.

- Au fur et à mesure que vous avancez dans chaque pose, remarquez ce que ressent votre corps et les sensations qui surviennent. Faites attention à l'étirement et au relâchement de chaque muscle et respirez profondément dans les zones de tension.

5. Mantra ou affirmation

- Choisissez un mantra ou une affirmation qui vous parle, comme « Je suis calme et centré » ou « Je suis

reconnaissant pour ce moment ». Répétez
le mantra choisi silencieusement ou à voix
haute à chaque respiration, lui permettant
de pénétrer dans votre subconscient et
d'approfondir votre sentiment de
relaxation.

6. Visualisation

- Visualisez-vous dans un cadre paisible
et serein, comme une plage tranquille ou
un jardin paisible. Imaginez-vous entouré
de beauté et de tranquillité et imaginez-
vous vous sentir complètement détendu et
à l'aise dans cet environnement paisible.

- Permettez-vous de vous immerger
pleinement dans la visualisation, en
utilisant tous vos sens pour donner vie à la
scène. Remarquez les images, les sons et
les sensations de votre environnement
imaginé et laissez-les vous envahir avec
un sentiment de calme et de tranquillité.

7. Pratique de la gratitude

- Prenez un moment pour réfléchir aux choses pour lesquelles vous êtes reconnaissant dans votre vie. Concentrez-vous sur les aspects positifs de votre vie et sur les choses qui vous apportent joie et bonheur.

- Cultiver une attitude de gratitude peut aider à changer de perspective et favoriser des sentiments de détente et de contentement.

8. Clôture

- Lorsque vous vous sentez prêt, ramenez lentement votre conscience sur votre corps et le moment présent. Prenez quelques respirations profondes pour vous recentrer et ouvrez doucement les yeux s'ils étaient fermés.

- Prenez un moment pour reconnaître le sentiment de calme et de relaxation que vous avez cultivé au cours de cette méditation guidée de yoga sur chaise et emportez-le avec vous tout au long de votre journée.

Intégrer le yoga sur chaise dans la vie quotidienne

Yoga sur chaise au travail

Dans l'environnement de travail trépidant d'aujourd'hui, trouver des moments de détente et de rajeunissement est essentiel pour maintenir la productivité et le bien-être général. Le yoga sur chaise offre un moyen pratique et accessible d'intégrer le mouvement, la pleine conscience et la réduction du stress dans votre journée de travail, directement à votre bureau. Voici quelques conseils pour pratiquer le yoga sur chaise au travail :

1. **Réservez du temps :** Prévoyez de courtes pauses tout au long de votre journée de travail pour pratiquer le yoga sur chaise. Quelques minutes seulement de mouvements conscients et de respiration profonde peuvent aider à réduire le stress et à améliorer la concentration.

2. **Trouvez un espace calme :** Si
possible, trouvez un espace calme et privé
où vous pourrez pratiquer le yoga sur
chaise sans interruption. Il peut s'agir
d'une salle de conférence, d'un bureau vide
ou même d'un coin tranquille de votre
espace de travail.

3. **Utilisez une chaise robuste :**
Choisissez une chaise robuste avec un
siège plat et un dossier solide pour plus de
stabilité pendant votre pratique. Évitez les
chaises dotées de roulettes ou
d'accoudoirs qui pourraient rendre
l'équilibre plus difficile.

4. **Portez des vêtements confortables :**
Portez des vêtements amples et
confortables qui permettent une liberté de
mouvement. Vous devriez pouvoir vous

étirer et vous pencher sans vous sentir limité par vos vêtements.

5. **Pratiquez la respiration consciente :** Commencez votre pratique du yoga sur chaise par quelques minutes de respiration consciente. Fermez les yeux et respirez lentement et profondément, en vous concentrant sur la sensation de la respiration qui entre et sort de votre corps. Cela peut aider à calmer l'esprit et à vous préparer à la pratique à venir.

6. **Incorporez des étirements doux :** Explorez des étirements et des mouvements doux qui peuvent être effectués en étant assis sur votre chaise. Cela peut inclure des rouleaux de cou, des étirements d'épaules, des torsions assises et des plis vers l'avant. Déplacez-vous lentement et consciemment, en prêtant

attention à la sensation de chaque
mouvement dans votre corps.

7. **Concentrez-vous sur la posture :**
Faites attention à votre posture tout au
long de la journée, surtout lorsque vous
êtes assis à votre bureau. Asseyez-vous
bien droit, la colonne vertébrale droite et
les épaules détendues. Engagez
légèrement vos muscles centraux pour
soutenir le bas de votre dos.

8. **Prenez des pauses pour bouger :** En
plus de pratiquer le yoga sur chaise,
assurez-vous de prendre des pauses
régulières tout au long de votre journée de
travail pour vous lever, vous étirer et vous
déplacer. Cela peut aider à prévenir les
raideurs et à améliorer la circulation.

9. **Restez hydraté :** Buvez beaucoup
d'eau tout au long de la journée pour rester
hydraté et permettre à votre corps de
fonctionner de manière optimale. Une
bonne hydratation est essentielle à la santé
et au bien-être général.

10. **Écoutez votre corps :** Écoutez
votre corps et prenez soin de vous. Si une
pose ou un mouvement particulier ne vous
convient pas, modifiez-le ou ignorez-le
complètement. Honorez les limites de
votre corps et pratiquez avec gentillesse et
compassion envers vous-même.

Intégrer le yoga sur chaise à votre journée
de travail peut aider à réduire le stress, à
améliorer la concentration et à promouvoir
la santé et le bien-être en général. En
prenant seulement quelques minutes
chaque jour pour pratiquer des

mouvements conscients et une respiration profonde, vous pouvez cultiver un sentiment d'équilibre et de paix face aux exigences de votre travail.

Yoga sur chaise pour les voyages

Voyager peut être éprouvant physiquement et mentalement, mais intégrer le yoga sur chaise à votre voyage peut vous aider à rester ancré, détendu et plein d'énergie. Voici comment pratiquer le yoga sur chaise en voyage :

1. **Exercices de respiration assise :** Commencez par prendre quelques instants pour vous concentrer sur votre respiration. Asseyez-vous confortablement sur votre siège, fermez les yeux et respirez lentement et profondément. Inspirez profondément par le nez, en élargissant votre ventre, et expirez complètement par la bouche, relâchant toute tension ou stress. Répétez cet exercice de respiration

pendant plusieurs tours pour calmer votre esprit et détendre votre corps.

2. **Étirements du cou et des épaules :** Voyager entraîne souvent des tensions au niveau du cou et des épaules. Asseyez-vous bien sur votre siège et inclinez doucement votre tête d'un côté, en ramenant votre oreille vers votre épaule. Attendez quelques respirations, puis changez de côté. Ensuite, faites rouler vos épaules vers l'avant et vers l'arrière dans des mouvements circulaires fluides pour relâcher la tension. Vous pouvez également entrelacer vos doigts derrière votre dos et redresser doucement vos bras pour étirer la poitrine et les épaules.

3. **Torsations vertébrales assises :** Les torsions vertébrales sont idéales pour relâcher les tensions dans le dos et

améliorer la digestion. Asseyez-vous bien sur votre siège et placez votre main droite à l'extérieur de votre genou gauche. Inspirez pour allonger votre colonne vertébrale et expirez pour vous tourner doucement vers la gauche, en regardant par-dessus votre épaule gauche. Attendez quelques respirations, puis répétez de l'autre côté.

4. **Pliage avant assis :** Cette pose étire le dos et les ischio-jambiers, favorisant la relaxation et la circulation sanguine. Asseyez-vous en avant sur votre siège et charnière au niveau de vos hanches pour vous replier vers l'avant, en tendant vos mains vers vos pieds ou vers le sol. Gardez votre colonne vertébrale longue et votre cou détendu. Retenez quelques respirations, puis asseyez-vous lentement.

5. **Cercles de cheville et de poignet :**
Rester assis pendant de longues périodes
peut entraîner une raideur des chevilles et
des poignets. Soulevez un pied du sol et
faites pivoter votre cheville dans un sens,
puis passez dans l'autre sens. Répétez
avec l'autre pied. Pour vos poignets,
étendez vos bras vers l'avant et faites
pivoter vos poignets dans des mouvements
circulaires, d'abord dans un sens puis dans
l'autre.

6. **Méditation de pleine conscience :**
Fermez les yeux et portez votre attention
sur le moment présent. Remarquez les
sensations de votre respiration, les sons
autour de vous et la sensation de votre
corps dans le siège. Laissez passer toutes
les pensées ou distractions sans jugement,
en ramenant votre concentration sur la
respiration. Pratiquez la pleine conscience

pendant quelques minutes pour vous recentrer et cultiver un sentiment de calme.

7. **Pose de montagne assise :** Asseyez-vous droit, les pieds à plat sur le sol et les mains posées sur vos cuisses. Fermez les yeux et visualisez-vous comme une montagne solide et ancrée. Ressentez la stabilité et la force de la terre sous vous et permettez-vous de vous sentir enraciné et en sécurité, même au milieu du mouvement et du chaos du voyage.

8. **Pratique de la gratitude :** Prenez un moment pour réfléchir aux choses pour lesquelles vous êtes reconnaissant dans votre vie, même au milieu des défis du voyage. Cultiver une attitude de gratitude peut changer votre point de vue et vous

aider à trouver de la joie et de
l'appréciation dans le voyage.

En intégrant ces pratiques de yoga sur
chaise à votre routine de voyage, vous
pouvez soulager les tensions, améliorer la
circulation et cultiver un sentiment de
calme et de bien-être, peu importe où votre
voyage vous mène. Voyagez en toute
sécurité !

Poursuivre votre pratique du yoga sur
chaise au-delà de vos voyages est un
excellent moyen de maintenir un bien-être
physique et mental au quotidien. Voici
comment vous pouvez intégrer le yoga sur
chaise à votre routine habituelle :

1. **Réservez du temps :** Planifiez des séances régulières de yoga sur chaise dans votre calendrier quotidien ou hebdomadaire. La cohérence est essentielle pour récolter les bénéfices de votre pratique, alors visez au moins quelques minutes chaque jour ou une séance plus longue plusieurs fois par semaine.

2. **Créez un espace dédié :** Désignez un espace calme et confortable dans votre maison ou votre lieu de travail où vous pourrez pratiquer le yoga sur chaise sans distractions. Installez une chaise et tous les accessoires dont vous pourriez avoir besoin, comme un tapis de yoga, une couverture ou un coussin.

3. **Utilisez les ressources en ligne :** Profitez de ressources en ligne telles que

des vidéos, des didacticiels ou des applications de méditation guidée pour guider votre pratique du yoga sur chaise. Il existe de nombreuses ressources gratuites disponibles en ligne qui répondent à tous les niveaux d'expérience et à tous les besoins spécifiques.

4. **Participer aux cours :** Envisagez de rejoindre un cours ou un atelier de yoga sur chaise local dirigé par un instructeur certifié. Pratiquer avec d'autres dans un environnement favorable peut améliorer votre expérience et votre motivation à poursuivre votre pratique.

5. **Expérimentez avec différentes poses :** Explorez une variété de poses et de séquences de yoga sur chaise pour que votre pratique reste intéressante et stimulante. Concentrez-vous sur les poses

qui ciblent les zones de tension ou d'inconfort de votre corps et modifiez-les si nécessaire en fonction de vos besoins et capacités individuels.

6. **Écoutez votre corps :** Faites attention à ce que ressent votre corps pendant votre pratique de yoga sur chaise et ajustez vos mouvements en conséquence. Honorez toutes les limitations ou tous les inconforts que vous pourriez ressentir et évitez de vous pousser au-delà de votre zone de confort.

7. **Restez attentif :** Intégrez des techniques de pleine conscience telles que la respiration profonde, la méditation ou la visualisation dans votre pratique de yoga sur chaise pour cultiver un sentiment de calme et de présence. Concentrez-vous sur les sensations de votre respiration et de

votre corps pendant que vous avancez dans chaque pose et abandonnez toute distraction ou tout facteur de stress dans votre esprit.

8. **Suivez vos progrès :** Tenez un journal ou un journal de votre pratique de yoga sur chaise pour suivre vos progrès au fil du temps. Notez toute amélioration de la flexibilité, de la force ou de la clarté mentale, ainsi que les défis ou les domaines de croissance.

9. **Restez hydraté et équilibré :** Buvez beaucoup d'eau avant, pendant et après votre pratique de yoga sur chaise pour rester hydraté et reconstituer votre corps. Adoptez une alimentation équilibrée, riche en fruits, légumes, grains entiers et protéines maigres pour alimenter votre

corps et soutenir votre santé et votre bien-
être en général.

10. **Profitez des avantages :** Profitez
des avantages de votre pratique du yoga
sur chaise, qui peuvent inclure une
amélioration de la flexibilité, de la force,
de l'équilibre, de la concentration et de la
relaxation. Célébrez votre engagement à
prendre soin de vous et honorez l'impact
positif qu'il a sur votre vie.

Voici quelques ressources pour une
exploration plus approfondie du yoga sur
chaise :

1. **Livres :**
   - "Yoga sur chaise : asseyez-vous, étirez-vous et renforcez votre chemin vers une vie plus heureuse et en meilleure santé" par Kristin McGee
   - "Yoga sur chaise : séquences de yoga sur chaise douces pour tous les âges" par Charlotte Bell
   - "Every Body Yoga : Lâchez prise, montez sur le tapis, aimez votre corps" de Jessamyn Stanley (comprend des adaptations pour le yoga sur chaise)

2. **Vidéos et cours en ligne :**
   - YouTube : recherchez des vidéos de yoga sur chaise d'instructeurs certifiés tels qu'Adriene Mishler (Yoga with Adriene) ou Brett Larkin.
   - Sites Web de yoga : De nombreux sites Web de yoga proposent des cours ou des

tutoriels de yoga sur chaise, comme Yoga International ou DoYogaWithMe.

   - Plateformes de yoga virtuelles : explorez des plateformes comme Glo ou YogaGlo, qui proposent une variété de cours, dont le yoga sur chaise.

3. **Applications mobiles :**

   - Down Dog : cette application propose des cours de yoga personnalisables, y compris des options de yoga sur chaise.

   - Simply Yoga : propose des routines de yoga faciles à suivre, y compris des séquences de yoga sur chaise adaptées à tous les niveaux.

   - Headspace : propose des méditations guidées et des exercices de pleine conscience pour compléter votre pratique du yoga sur chaise.

4. **Cours et ateliers locaux :**

- Renseignez-vous auprès des studios de yoga, des centres communautaires ou des centres pour personnes âgées locaux pour des cours ou des ateliers de yoga sur chaise dans votre région.

- Certains centres de remise en forme ou gymnases peuvent également proposer du yoga sur chaise dans le cadre de leur horaire de cours.

5. **Communautés en ligne :**
- Rejoignez des communautés ou des forums en ligne dédiés au yoga et à la pleine conscience pour vous connecter avec d'autres pratiquants du yoga sur chaise.

- Des sites Web comme Reddit ou des groupes Facebook peuvent avoir des communautés dédiées axées sur le yoga sur chaise et les pratiques de yoga adaptatif.

6. **Programmes de certification :**

- Envisagez de vous inscrire à un programme de certification pour devenir instructeur certifié de yoga sur chaise. Des organisations telles que Yoga Alliance proposent des programmes de formation spécialisés pour l'enseignement du yoga sur chaise.

7. **Événements locaux et retraites :**

- Recherchez des événements locaux, des ateliers ou des retraites axés sur le yoga sur chaise et les pratiques de yoga adaptatif.

- Ces événements peuvent offrir des opportunités d'approfondir votre pratique, de vous connecter avec des personnes partageant les mêmes idées et d'apprendre auprès d'instructeurs expérimentés.

8. **Sites Web éducatifs :**

   - Explorez des sites Web éducatifs et des ressources dédiées au yoga sur chaise et au yoga adaptatif, comme l'organisation Accessible Yoga ou l'International Association of Yoga Therapists (IAYT).

En explorant ces ressources, vous pouvez approfondir votre compréhension du yoga sur chaise, accéder à des pratiques guidées, vous connecter avec des communautés de soutien et continuer à élargir et à faire évoluer votre pratique au fil du temps.

Conclusion et prochaines étapes

Poursuivre votre pratique du yoga sur chaise au-delà d'une seule séance ou d'une seule période de voyage peut grandement améliorer votre bien-être général et votre sens de l'équilibre. Voici quelques conseils pour vous aider à maintenir et approfondir votre pratique :

1. La cohérence est la clé : essayez de pratiquer le yoga sur chaise régulièrement, que ce soit quotidiennement, quelques fois par semaine ou selon votre emploi du temps. Une pratique constante vous aidera

à profiter des avantages cumulatifs du
yoga sur chaise au fil du temps.

2. Établissez un programme : programmez
vos séances de yoga sur chaise dans votre
routine quotidienne ou hebdomadaire.
Considérez-les comme des rendez-vous
non négociables avec vous-même, comme
tout autre engagement important.

3. Commencez petit : si vous débutez dans
le yoga sur chaise ou si vous
recommencez après une pause,
commencez par des séances plus courtes et
augmentez progressivement la durée et
l'intensité à mesure que vous devenez plus
à l'aise et plus confiant dans votre
pratique.

4. Mélangez les choses : Gardez votre
pratique fraîche et intéressante en essayant

différentes séquences, poses et exercices de respiration de yoga sur chaise. Il existe d'innombrables variantes et modifications à explorer, alors n'ayez pas peur d'expérimenter et de trouver ce qui vous convient le mieux.

5. Restez attentif : abordez chaque pratique avec pleine conscience et conscience. Faites attention à votre respiration, à vos sensations corporelles, à vos pensées et à vos émotions lorsque vous effectuez les poses. Cultiver la pleine conscience sur le tapis peut vous aider à transmettre ce sentiment de présence et de conscience dans votre vie quotidienne.

6. Écoutez votre corps : Honorez les besoins et les limites de votre corps pendant votre pratique. Si une pose ne vous convient pas ou provoque une gêne,

modifiez-la ou sautez-la complètement. Il est important de pratiquer avec compassion et bienveillance envers soi-même.

7. Demandez conseil : envisagez de suivre des cours avec un instructeur de yoga sur chaise certifié, en personne ou en ligne. Un instructeur compétent peut vous fournir des conseils, des commentaires et un soutien pour vous aider à approfondir votre pratique de manière sûre et efficace.

8. Utilisez les ressources : profitez de livres, de vidéos, d'applications et de didacticiels en ligne pour élargir vos connaissances et votre répertoire de pratiques de yoga sur chaise. Il existe de nombreuses ressources disponibles pour vous aider à continuer à apprendre et à progresser dans votre pratique.

9. Restez connecté : connectez-vous avec d'autres praticiens et passionnés de yoga sur chaise via des communautés en ligne, des groupes de médias sociaux ou des rencontres locales. Partager des expériences, des conseils et des idées avec des personnes partageant les mêmes idées peut être inspirant et motivant.

10. Célébrez les progrès : Célébrez vos progrès et vos réalisations tout au long du chemin, aussi minimes soient-ils. Qu'il s'agisse d'une flexibilité accrue, d'une réduction du stress ou simplement d'une sensation plus à l'aise dans votre corps, reconnaissez et célébrez les changements positifs que vous ressentez grâce à votre pratique du yoga sur chaise.

En vous engageant à pratiquer régulièrement, en restant ouvert à l'apprentissage et en abordant votre pratique avec pleine conscience et compassion, vous pouvez continuer à récolter les bienfaits du yoga sur chaise et cultiver un sentiment plus profond de bien-être dans votre vie.

Annexes

Glossaire des termes du yoga

Voici un glossaire de termes courants du yoga pour vous aider à mieux comprendre et naviguer dans votre pratique du yoga :

1. Asana : Une pose ou une posture de yoga. La pratique physique du yoga consiste généralement à effectuer diverses asanas pour améliorer la force, la flexibilité et l'équilibre.

2. Pranayama : Contrôle de la respiration ou régulation de la respiration. Les pratiques du pranayama impliquent une manipulation consciente de la respiration pour améliorer le bien-être physique, mental et spirituel.

3. Vinyasa : Une séquence fluide de poses de yoga synchronisées avec la respiration. Les cours de yoga Vinyasa impliquent souvent des mouvements dynamiques et des transitions douces entre les poses.

4. Hatha : Une branche du yoga qui se concentre sur les postures physiques et les techniques de respiration. Le Hatha Yoga est souvent utilisé comme terme générique pour décrire tout style de yoga impliquant des asanas et du pranayama.

5. Namaste : Une salutation ou une salutation courante utilisée dans les cours de yoga. On le dit souvent à la fin d'un cours avec les paumes pressées l'une contre l'autre au centre du cœur, accompagné de l'inclinaison de la tête. Cela se traduit par « la lumière en moi honore la lumière en toi ».

6. Om (Aum) : Un son sacré et un symbole spirituel dans l'hindouisme, le bouddhisme et le yoga. Il est souvent chanté au début ou à la fin des cours de yoga pour évoquer un sentiment d'unité, de paix et de connexion avec le divin.

7. Chakra : Centres énergétiques situés le long de la colonne vertébrale dans le corps subtil. Il existe sept chakras principaux, chacun associé à différentes qualités physiques, émotionnelles et spirituelles.

8. Mantra : Un mot, une phrase ou un son sacré répété silencieusement ou à haute voix pendant la méditation ou le chant. Les mantras sont utilisés pour concentrer l'esprit, améliorer la concentration et cultiver des qualités ou des états de conscience spécifiques.

9. Savasana : Pose du cadavre. Une pose de relaxation généralement pratiquée à la fin d'un cours de yoga. Savasana consiste à s'allonger sur le dos, les yeux fermés, permettant au corps de se détendre complètement et d'intégrer les bienfaits de la pratique.

10. Drishti : Un point focal ou un regard utilisé pendant les poses de yoga pour aider à maintenir l'équilibre, la concentration et la conscience intérieure. Chaque pose de yoga a souvent un point de drishti spécifique sur lequel se concentrer.

11. Mudra : Gestes de la main ou positions symboliques des mains utilisés dans les pratiques de yoga, de méditation et de pranayama pour diriger le flux d'énergie et

améliorer la concentration. On pense que les mudras ont des effets spécifiques sur le corps et l'esprit.

12. Sanskrit : Une ancienne langue indo-européenne et la langue classique de l'hindouisme, du bouddhisme et du yoga. De nombreux termes, poses et concepts philosophiques du yoga sont dérivés du sanskrit.

13. Yogi/Yogini : Un pratiquant de yoga. Le terme « yogi » fait traditionnellement référence à un pratiquant masculin, tandis que « yogini » fait référence à une pratiquante.

14. Gourou : Un enseignant ou un guide spirituel. Dans les traditions du yoga, le gourou est vénéré comme une source de

sagesse, d'inspiration et de conseils sur le chemin de la réalisation de soi.

15. Sutra : Un court aphorisme ou verset, en particulier celui contenant des enseignements ou des idées. Les Yoga Sutras de Patanjali sont un texte classique qui décrit la philosophie et les pratiques du yoga.

Ce glossaire fournit un aperçu de base de certains termes courants du yoga, mais il y en a bien d'autres à explorer à mesure que vous approfondissez votre compréhension et votre pratique du yoga.

Exemple de séquence de yoga sur chaise

Voici un exemple de séquence de yoga sur chaise que vous pouvez pratiquer à la maison ou au bureau. N'oubliez pas de vous déplacer lentement et consciemment, en vous concentrant sur votre respiration et vos sensations corporelles au fur et à mesure que vous avancez dans chaque pose. Modifiez les poses selon vos besoins et vos capacités.

1. Pose de la montagne assise (Tadasana) :

- Asseyez-vous bien droit sur votre chaise, les pieds à plat sur le sol, écartés à la largeur des hanches.

- Allongez votre colonne vertébrale, détendez vos épaules et placez vos mains sur vos cuisses.

- Fermez les yeux et prenez plusieurs respirations profondes, en vous ancreant et en vous connectant avec votre corps.

2. Étirement chat-vache assis

- Placez vos mains sur vos genoux.

- Inspirez en cambrant le dos et en soulevant votre poitrine vers l'avant (pose de la vache).

- Expirez en contournant votre colonne vertébrale, en rentrant votre menton vers votre poitrine (Cat Pose).

- Répétez ce mouvement fluide pendant plusieurs respirations, en coordonnant chaque mouvement avec votre respiration.

3. Repliage assis vers l'avant :

- Asseyez-vous en avant sur votre chaise, les pieds écartés à la largeur des hanches et à plat sur le sol.

- Inspirez pour allonger votre colonne vertébrale, puis expirez en vous penchant vers l'avant à partir de vos hanches, en repliant votre torse sur vos cuisses.

- Laissez vos bras pendre vers le sol ou tenez-vous aux pieds de la chaise pour vous soutenir.

- Maintenez le pli avant pendant 3 à 5 respirations profondes, en sentant l'étirement des ischio-jambiers et du bas du dos.

4. Torsion assise :

- Asseyez-vous bien sur votre chaise et placez votre main droite sur le dossier de la chaise.

- Inspirez pour allonger votre colonne vertébrale, puis expirez en tournant votre torse vers la droite en posant votre main gauche sur votre genou droit.

- Tournez-vous doucement pour regarder par-dessus votre épaule droite.

- Maintenez la torsion pendant 3 à 5 respirations, puis répétez de l'autre côté.

5. Étirement latéral assis :

- Asseyez-vous droit, les pieds à plat sur le sol et les bras détendus le long du corps.

- Inspirez en étirant votre bras droit au-dessus de votre tête, en l'étirant vers la gauche.

- Gardez votre main gauche sur la chaise pour vous soutenir ou tendez la main vers le sol.

- Maintenez l'étirement pendant 3 à 5 respirations, puis changez de côté.

6. Pose assise du genou à la poitrine

- Asseyez-vous en avant sur votre chaise
et serrez votre genou droit vers votre
poitrine.

- Tenez votre tibia ou votre genou avec
les deux mains et rapprochez-le
doucement de votre corps.

- Gardez votre colonne vertébrale haute
et vos épaules détendues.

- Maintenez la pose pendant 3 à 5
respirations, puis relâchez et changez de
côté.

7. Pose assise de la cheville au genou

- Asseyez-vous bien sur votre chaise et
croisez votre cheville droite sur votre
genou gauche.

- Fléchissez votre pied droit pour
protéger votre articulation du genou.

- Gardez votre colonne vertébrale haute
et appuyez doucement sur votre genou

droit pour approfondir l'étirement de votre hanche droite.

- Maintenez la pose pendant 3 à 5 respirations, puis changez de côté.

8. Détente assise (Savasana)

- Asseyez-vous sur votre chaise, les pieds à plat sur le sol et les mains posées sur vos cuisses.

- Fermez les yeux et prenez plusieurs respirations profondes, permettant à votre corps et à votre esprit de se détendre complètement.

- Restez dans cette pose de relaxation assise pendant 5 à 10 minutes, ou aussi longtemps que vous le souhaitez.

Cette séquence de yoga sur chaise est conçue pour étirer et relâcher les tensions du corps, améliorer la flexibilité et la mobilité et favoriser la relaxation et la pleine conscience. Pratiquez-le régulièrement pour profiter des bienfaits du yoga sur chaise dans votre vie quotidienne.